# LE COVID-19 ET MOI

## Le combat d'un médecin contre le coronavirus à Brazzaville

*Préface du Professeur Djanga LEFOUOBA*

**Collection JAMA**
*dirigée par Jackson Darius MACKIOZY BANSIMBA*

Jean Bernard Nkoua-Mbon

# LE COVID-19 ET MOI

## Le combat d'un médecin contre le coronavirus à Brazzaville

*Préface du Professeur Djanga LEFOUOBA*

L'Harmattan

Du même auteur

- *Le carabin, l'oncolgue*, récit, Préface du Pr Richard Roger Urbain BILECKOT, L'Harmattan, 2023 ;
- *Le parcours d'un enfant de Poto-Poto, l'Indoubile*, récit, Préface du Pr Richard Roger Urbain BILECKOT, L'Harmattan, 2023.


5-7, rue de l'École-Polytechnique ; 75005 Paris

www.editions-harmattan.fr

ISBN : 978-2-336-40840-8
EAN : 9782336408408

# Préface

Rien ne sert plus la vie, en dehors des mots prononcés et les écrits. Ils sont la mémoire des hommes et participent à la possession du souvenir. Ils construisent le monde en mouvement. Telle est la posture encaissée de ce beau récit à la fois enchanteur et pittoresque.

L'engagement par l'écriture présuppose une prédisposition personnelle à l'immortalité par le moyen d'une action [ou des actions] qui ensemence l'humanité par des belles œuvres à bâtir ou simplement à prévenir.

Quand Jean-Bernard Nkoua-Mbon, m'a demandé en toute longanimité avenante d'écrire la présente préface sur un récit portant sur un problème global de l'humanité, je ne pouvais me résoudre, sans raison justifiée, à m'extraire de cette estampille de reconnaissance et de philia, chère aux Bantu et aux Grecs en pareilles circonstances.

Professeur titulaire de cancérolgie médicale, l'auteur est un homme passionné dont l'énergie peut agacer plus d'un.

L'auteur de ce beau récit, à la fois jouissif et émotif, est venu à la médecine par imitation en sublimant les pas d'autorité scientifique de son frère aine, le Docteur Ossebi-Douniam.

Le récit de Jean-Bernard Nkoua-Mbon est la forme invisible de son altruisme intellectuel mâtiné d'une expérience vécue de l'intérieur comme patient et surtout comme lanceur d'alerte, son caractère est tout en fleur dans cette action croisée. Dans ce récit qui est à la fois fantastique, psychologique, historique et d'amour, l'auteur fait montre des qualités de grande érudition en y alliant sciences molles et dures pour en faire un vade-mecum extraordinaire pour la pertinence de l'histoire ou historicité historisante, consciente d'elle-même.

Les questions de société sont abordées avec une aisance particulière qui pousse la curiosité de l'auteur à lire d'un seul tenant pour reprendre une nouvelle lecture qui s'intéresse au merveilleux dans son insigne beauté.

La méchanceté humaine est visitée avec les yeux d'un homme qui côtoie au quotidien la mort. Qui mieux que l'auteur peut décrire avec tant d'élégance la déchéance de l'homme devant l'incertitude de la finalité de la maladie ?

Quand l'auteur parle de la perte de l'humanité [p.25], il revendique sa filiation avec les philosophes des Lumières.

L'inconscience collective devant le danger [p. 22] est un trait constitutif de l'aire culturelle Ba'ntu, en comparaison avec le Burkina Faso pétri de discipline. Il plonge son conte dans l'anthropologie culturelle, afin de comprendre le mal-être de ses compatriotes devant le bien public [p. 25].

Avec un sentiment de gêne à peine voilé, il voyage dans l'univers politique pour découvrir la frilosité des autorités qui évacuent sans aucune élégance la contradiction d'opinion considérée le moteur des sociétés élaborées.

La rencontre avec le professeur Didier Raoult est révélatrice de sa propre démarche, celle de l'indépendance d'esprit [p. 48].

Les pages les plus émouvantes défilent dans sa mémoire sécurisée par la peur de la mort quand, dans un rêve en pleine situation de saturation, il est accueilli dans un village à la rencontre de ses défunts parents qui lui demandent de repartir d'où il venait. Sa mère était catégorique pour lui intimer l'ordre de faire et de s'en aller, disait-elle les missions qui lui étaient confiées n'étaient nullement arrivées à terme.

Entre la joie de retrouver son père mort très tôt, qu'il n'a pas vraiment connu et la curiosité de savoir la constitution sociale de ce village enchanté, s'élevait une voix forte, celle de sa mère qui lui interdisait de passer encore quelques instants en ces lieux.

Nkoua-Mbon nous offre un traité inédit sur la mort et derechef conclut de manière assertorique que, devant elle, s'offrent à nous deux attitudes : l'humanité qui rime avec humilité.

L'auteur nous peint un tableau pittoresque pour s'introduire à la lisière des deux mondes en rivalité quasi permanente : le visible et l'invisible, cette dualité qui révèle la permanente question des anges et des démons.

Jean-Bernard Nkoua-Mbon traduit avec altruisme sa reconnaissance d'avoir rencontré des personnes de qualité dans sa proximité : sa femme et ses enfants qui étaient presqu'au bord de la dépression à l'idée de savoir qu'il était à l'intersection de la mort et la vie.

Il célèbre ou éternise avec exultation les intellectuels dont Obenga qui est la forme incarnée de la fierté nationale et n'oublie pas l'accompagnement de son frère, le Ministre de la Jeunesse et des Sports, Hugues Ngouélondéle, qui lui a donné l'envie de ne pas sombrer et de sortir sa tête pour éviter le départ précoce sans retour.

Des belles pages sont dédiées à Mfumu Fyla de Saint-Eudes, au préfacier de ce récit et au professeur Mounkassa. Ici, on retrouve l'homme en face des exigences de la vie, de la solidarité.

Ce récit n'est rien d'autre qu'une adjuration pour ceux qui lui étaient proches dans l'épreuve : les infirmiers et infirmières, mais un regret de voir un pays en situation de richesse éprouvée être le miroir de peu.

C'est un récit de rupture merveilleuse dans sa vie, car les esprits lui ont presque demandé de maintenir la distanciation intellectuelle pour enrichir son être des valeurs qui fondent l'entière humanité. On lit à travers ce récit qu'il abhorre toutes les formes de méchanceté de certains cadres du ministère de la Santé à l'époque des faits qui lui souhaitaient la finitude précoce. L'auteur ne transige point quand il devient procureur pour condamner l'inconscience par hérédité collective de certains collègues. Dans les yeux, il fait toujours payer cash et n'utilise aucune formule détournée pour donner son avis.

En définitive, il s'étonne qu'un être humain soit heureux à l'idée de savoir que son adversaire est agonisant.

Ce récit est vraisemblablement "les odeurs du temps"[1] [Jean d'Ormesson] de sa maladie.

Le professeur Nkoua-Mbon est une conscience plus jeune, méthodique et de haute sympathie fraternelle qui, pour atténuer les effets conjugués de son énergie débordante, a besoin d'une figure protectrice et l'écriture est devenue au fil des mois son viatique le plus puissant.

Aujourd'hui et demain, notre prunelle a changé et changera pour le regarder ; l'écriture est désormais son champ de prédilection pour laisser un germe à l'humanité./.

*Djanga LEFOUOBA*
*Professeur titulaire de philosophie*

---

[1] Jean d'Ormesson , Odeur du temps, de l'Académie française, éditions Héloïse d'Ormesson , 2007.

# Introduction

Le coronavirus ou covid-19, cette bestiole venue de Chine qui, à travers son tourisme planétaire macabre, est arrivé au Congo. Ce petit virus invisible, irrespectueux et mal élevé s'est invité à la table des grands de ce monde, sans crier gare.

Par sa malveillance et son autorité, il nous domine et fait de nous ses esclaves. Tous les pays du monde ont été à sa solde, encaissant sans broncher ses ordres et ses instructions.

Cette pandémie qui secoue la terre entière est gérée de manières diverses de par le monde.

L'Afrique, continent jeune, pour lequel les ayatollahs de la communication nauséeuse annonçaient le chaos, s'en sort jusque-là, plutôt bien, avec peu de cas comparés à d'autres continents. Allons-nous toujours bénéficié des faveurs de la nature ? Nous n'en savons rien.

Le Congo s'est-il préparé à répondre avec efficacité à l'arrivée de cette pandémie ? La réponse est manifestement non.

Le covid-19 est révélateur de la désintégration totale de notre système de santé, hérité de la colonisation, rafistolé à travers plusieurs plans de développement mal pensés, et surtout, intellectuellement, mal structurés. Il n'est un secret pour personne que de dire que les structures de prise en charge des malades au Congo sont non seulement vétustes, mais surtout, plus du tout fonctionnelles. C'est dans ce contexte très morose que les patients atteints de covid-19 sont soignés.

# Chapitre 1 :

## Le covid-19 à Brazzaville, une curiosité

Dès l'apparition des premiers cas de covid-19, j'ai pris part modestement à la lutte contre ce virus en devenant le premier lanceur d'alerte dans mon pays. Je n'ai jamais arrêté d'interpeller notre gouvernement sur des mesures urgentes que nous devrions prendre pour épargner nos compatriotes de la catastrophe tel que le prédisaient, en mars 2020, tous les ayatollahs de la modélisation. Je me servais essentiellement des réseaux sociaux, ce puissant vecteur de la communication, pour faire passer des messages.

Le 14 mars 2020, je m'envolais pour la Belgique sur invitation des amis oncologues de ce pays qui est devenu ma seconde patrie. Quelques jours plus tard, en raison de l'ampleur de cette pandémie, la Belgique, comme la plupart des pays européens, fut confinée. Je me suis retrouvé comme pris dans un piège. Les journées étaient longues, car je les passais toujours seul, mon épouse et mes enfants vacant à leurs occupations respectives. Je tournais en rond comme un fauve dans une cage. Il me fallait absolument trouver une occupation pour ne pas devenir dépressif. Je m'étais organisé à tenir un agenda sur le covid-19. Cette nouvelle activité me permettait de mieux vivre mon isolement. Je découvris avec délectation tous ces débats contradictoires sur le covid-19 des mandarins sur les plateaux de télévision. Je mentionnais dans cet agenda tous les arguments qui me paraissaient pertinents. Je me faisais le plaisir d'informer, heure après heure, mes compatriotes restés au pays, au point de devenir la figure tutélaire du covid-19 au Congo.

De nombreux Congolais m'interpellaient via les réseaux sociaux pour comprendre ce qui se passait réellement dans le monde et à quelle sauce seraient-ils mangés, vu la vacuité organisationnelle du ministère de la Santé et de la Population. Je n'avais pas la prétention d'apporter des réponses optimales à leurs interrogations. Cependant, je m'efforçais de formuler quelques pistes de solution. Il faut rendre grâce à Dieu qui nous a épargnés de cette catastrophe. L'Afrique a été diversement impactée par cette pandémie : les pays du Maghreb comme l'Afrique du sud ont payé un lourd tribut, alors que les Africains au sud du Sahara ont été relativement épargnés. Décidément, l'Afrique n'est pas uniforme ; elle est plus que jamais plurielle.

Après un séjour de 9 mois en Belgique, ce en raison du confinement imposé par la pandémie du coronavirus, je décide de rentrer à Brazzaville, en accord avec mon épouse et mes enfants, quelque peu réticents à cette idée de retour, car le Congo non seulement n'a pas pris la réelle mesure de cette pandémie, pire, gère de façon moyenâgeuse la riposte.

Depuis mon retour au pays, comme tout observateur, je constate régulièrement une agglutination des Brazzavillois autour des points des stations de bus. Les conditions liées à la mobilité n'ont pas été améliorées, bien au contraire, chaque jour qui passe, montre combien le parc automobile public se dégrade. Les Congolais sont pris à la gorge. Les élèves et étudiants dont les parents ont été déshumanisés et asséchés financièrement en payent le plus lourd tribut. Ils sont malheureusement les victimes expiatoires de notre mauvaise organisation sociale. Je suis très étonné de cette accommodation qui n'interpelle personne.

Ce regard sociologique revendiqué et assumé vous place malheureusement dans le camp des subversifs, voire des complotistes qui refusent d'accompagner la politique gouvernementale. Il m'est douloureux, après avoir passé 9 mois en confinement à l'étranger, de m'adapter et intégrer ce que je vois au quotidien. Cette thrombose que l'on note tous les jours aux différents points où les populations accèdent aux moyens de transport publics dans un contexte de pandémie de covid-19, me laisse très interrogateur. Le phénomène des demi-terrains imposé par les conducteurs des bus, véritable hérésie et moteur de paupérisation des usagers, est acté collectivement, alors que la force publique devrait s'imposer et faire appliquer la loi.

Comment ne pas s'insurger devant des frères et sœurs qui ont intégré que vivre dans ces conditions est devenu une norme sociale.

Que sont devenues les barrières sociales, lorsque j'observe que les gens sont collés les uns aux autres, bafouant allègrement la distanciation sociale. Il n'est pas exclu que le Congo connaisse enfin une explosion des cas de covid-19 à la fin de la campagne présidentielle qui a débuté le 8 mars 2021. Comme des moutons de panurge, les différents partisans des candidats en lice, jeunes désœuvrés pour la plupart et sans éducation, battent campagne pour leurs candidats respectifs. Sans avoir compris le sens politique de leur engagement, ils s'exposent en bafouant allègrement les mesures-barrières, donnant ainsi l'impression que notre pays vit en autarcie par rapport à la pandémie mondiale. Je suis ébahi devant cette insouciance collective.

L'insouciance ne s'improvise pas. *« La vraie insouciance, c'est de laisser les autres s'inquiéter pour soi. Le bonheur recèle toujours une part d'insouciance, le malheur est l'art de se balader dans la vie comme une escarpolette, sans s'inquiéter du moment où la corde cassera »* (Anonyme).

Que devient cette gestion de covid-19 tant revendiquée par nos autorités. Comment ne pas s'offusquer de constater que cela n'interpelle aucune autorité sanitaire quelconque. J'ai comme l'impression que le Congo a vaincu le covid-19. Ce n'est malheureusement qu'une illusion.

Il y a de quoi se demander si réellement les populations sont informées de la dangerosité de cette pandémie qui frappe l'humanité, et qui a mis les grandes civilisations à genoux.

Je suis en colère après avoir passé en revue tout ce que j'ai écrit sur la toile pour interpeler mes concitoyens pendant que j'étais en confinement forcé en Belgique. Il y a malheureusement un hiatus entre la propagande gouvernementale dominée par un mimétisme occidental insoutenable, et le vécu quotidien sur le terrain. La crainte que je formule par rapport à l'éclosion de cette épidémie semble se vérifier jour après jour. En effet, on semble enregistrer dans nos hôpitaux depuis un moment un nombre relativement élevé de cas covid-19. Il faut craindre que ce phénomène s'amplifie davantage. Nous venons d'ailleurs d'apprendre que l'un des candidats à l'élection présidentielle du 21 mars 2021, pour ne pas le nommer, Brice Parfait Kolélа, un chef de parti de l'opposition, n'a pas pu tenir son dernier meeting de campagne, pour avoir contracté le covid-19, et serait hospitalisé dans une clinique de la capitale en attendant son transfèrement vers la France. Peut-on imaginer le nombre de personnes qui ont entouré, souvent dans des endroits clos pour des briefings, ce compatriote, sans prendre la précaution de porter le masque ? Cela ne fait l'ombre d'aucun doute que nous paierons collectivement cette insouciance. Ce coup de tonnerre politique dans un ciel apparemment serein est une situation qui peut remettre en question et annuler le scrutin tel que cela est écrit dans notre constitution du 25 octobre 2015, dont l'article 70 dispose : si avant le premier tour, un des candidats décède ou se trouve définitivement empêché, la cour constitutionnelle prononce le report de l'élection.

Je fais mienne cette citation de Michèle Bernier : *« la vraie insouciance, c'est de laisser les autres s'inquiéter pour soi ».*

*« L'insouciance est le seul sentiment qui puisse inspirer notre vie et ne pas disposer d'arguments pour se défendre »* (Sagan).

Y aurait-il une structure au niveau du comité national de lutte contre le covid-19 qui assure et gère la communication ?

Qu'avons-nous fait de tous ces milliards qui ont été dégagés par l'Etat pour informer les populations ? Ne devrait-on pas faire usage des agents de la force publique pour essayer de faire observer les mesures de distanciation sociale ?

Je sais que cette approche est difficile surtout que personne ne respecte plus personne, encore moins les policiers considérés arbitrairement comme des bourreaux des paisibles populations. Force revient donc à la pédagogie.

Une autre approche que celle non utilisée jusque-là par le gouvernement mérite d'être testée.

Le porte-à-porte dans les quartiers par des jeunes agents clairement identifiés et acquis à la lutte contre le covid-19, me semble-t-il, peut être porteur d'amélioration des conditions d'acceptabilité de l'existence de cette pandémie.

Pendant que nous avons été épargnés de ce déluge, les pays occidentaux, malgré leur organisation sociale, vivent cruellement l'existence de ce coronavirus qui n'arrête pas de muter avec à la clé des variants. Ils ont raison de miser sur une vaccination massive pour se donner les chances d'en sortir. Il est donc une réelle chance pour cette Afrique plurielle, et nous en sommes les meilleurs bénéficiaires au sud du Sahara.

Pendant mes différents entretiens avec nos compatriotes que je rencontre dans la rue, dans les marchés, dans les cafés, bars et restaurants, il ressort que le port du masque n'est nullement utile. Ils ne comprennent réellement pas son intérêt. Le masque est considéré comme un gadget péremptoire et inutile.

Nombreux d'entre nous considèrent, comme attentatoire aux libertés individuelles, l'obligation qui leur est faite de porter le masque. D'ailleurs pour marquer leur désapprobation, ils le portent quasi tous sous le nez pour certains, et sous le menton pour d'autres. Dans tous les cas de figure, ils le portent mal, d'ailleurs il serait même préférable qu'ils ne le portent pas.

C'est un phénomène extrêmement curieux qui entrave la lutte contre le covid-19, et je suis surpris que les sociologues, philosophes, anthropologues et autres acteurs des sciences sociales de mon pays ne se soient pas approprié cette problématique qui peut générer des travaux de recherche. Je peux les comprendre, car ils ont d'autres soucis à relever dans un contexte économique qui fait d'eux des mendiants.

Ils ont volontairement accepté leur sort. Il m'est facile de penser qu'ils ne sont pas loin d'être considérés comme atteints par le syndrome de Stockholm. Bref, le moment viendra où nous ferons, en toute lucidité, le bilan.

Pour revenir au port du masque, je suis informé que ce gadget protecteur est vendu à 100 francs CFA l'unité. Les familles ont du mal à le budgétiser. Il est donc difficile pour la plupart des Congolais, qui ont du mal à joindre les deux bouts du mois, de s'offrir 2 à 3 masques protecteurs par jour. Ils préfèrent garder le peu d'argent qu'ils gagnent très difficilement, pour acheter un bol de riz et nourrir leurs familles, que d'acheter un masque qui ne leur rapporte rien.

C'est un fait implacable et je suis obligé de l'entendre et de le comprendre. Alors, comment faire pour permettre à tous les Congolais d'accéder au masque. Il me semble qu'une réflexion devrait être menée au niveau des quartiers pour tendre vers la confection des masques en tissus, lavables et réutilisables. Je me souviens avoir fait cette proposition, lorsque je tenais en Belgique mon agenda sur le covid-19. Je crois qu'avec l'implication des maires et des chefs des quartiers, nous pourrions proposer des solutions idoines. Le tout est de pouvoir s'appuyer sur une pédagogie simple et dynamique.

Les Congolais, tant qu'ils n'auront rien compris de ce qui se passe réellement, seront dans le déni de la pandémie et, par conséquent, refuseront d'adhérer à la lutte contre le covid-19.

Ma curiosité m'a conduit à examiner de très près la qualité hygiénique des masques qui pendent au nez des Congolais.

Il est triste que certains compatriotes portent le même masque depuis parfois un mois. Du bleu, la couleur du masque vire allègrement au gris, voire au noir. C'est hallucinant, car plus personne ne fait plus attention à la qualité de cet instrument, ô combien nécessaire dans le freinage de la diffusion du coronavirus. Il est urgentissime que nous nous appropriions collectivement cette problématique pour non seulement pousser chacun d'entre nous à en comprendre l'intérêt, mais surtout à en faire spontanément usage. Je crois que notre salut passera par une meilleure communication gouvernementale, encore faudrait-il que les messages soient simples et porteurs.

Dans un contexte de fragilité sociale où chacun lutte pour sa survie, je peux comprendre que les populations, extrêmement pauvres, aient d'autres chats à fouetter, que de se livrer à la lutte collective contre ce coronavirus invisible.

Parmi les mesures-barrières, l'une d'entre elles est le lavage régulier des mains et l'utilisation du gel hydro-alcoolique. Lorsque j'aborde ce sujet avec mes compatriotes, on tombe de son piédestal. Poser la question, paradoxalement, rentre dans le registre de la provocation. On nous prend pour des gens qui viennent d'ailleurs, et qui ne comprennent pas comment fonctionne la société congolaise.

La réponse unanime qui m'est délivrée est que, depuis des décennies, il n'y a aucune goutte d'eau dans les robinets. Alors dans ces conditions, comment voulez-vous que les mesures d'hygiène manuelle ou corporelle soient respectées ?

Les Congolais, dans un exercice où ils excellent, se moquent d'eux-mêmes et tournent en dérision tous les discours laconiques distillés en permanence par des responsables politiques qui ont perdu pied sur la réalité de la cité, et qui se préoccupent plus de leur ventre. Le discours des populations certes caricaturales, présente hélas la réalité sociologique de la situation qu'elles vivent au quotidien.

Donc se laver régulièrement les mains à la maison est sorti depuis des lustres de leur logiciel collectif. Ne pas en tenir compte relèverait à la limite de l'inconscience, mieux du mépris.

Quelle que soit ma volonté, la distribution de l'eau potable dans un pays suffisamment arrosé de cours d'eaux (fleuves, rivières et ruisseaux) relève de la politique de développement que doit conduire un Etat civilisé. Il est incompréhensible dans un pays aussi riche que le nôtre, que l'eau soit une denrée rare, voire inaccessible. Je n'ai malheureusement pas la légitimité de faire des propositions pour remédier à cette pénurie d'eau. Il faut laisser au gouvernement d'apporter des solutions à ce grave problème, car l'eau c'est la vie. Décidément, le Congo est un pays béni. Le manque d'eau dans les hôpitaux aurait pu être à la base d'une explosion des infections nosocomiales, ces infections que les malades contractent durant leur séjour à l'hôpital.

Les médecins que nous sommes, devrions nous investir davantage pour étudier l'écosystème des bactéries, parasites, virus et champignons qui poussent dans cet environ où il n'y a pas d'eau.

A titre d'illustration, depuis que je suis rentré en 1993 de ma formation d'oncologie médicale en Belgique, je n'ai jamais vu l'eau couler dans un robinet dans mon hôpital. Cette anecdote montre, à elle seule, le manque de volonté politique pour apporter de l'eau aux Congolais.

C'est très certainement un exploit que nous ne soyons pas tous décimés dans nos hôpitaux. Je suis hanté chaque jour par une éventuelle éclosion de bestioles suffisamment agressives que nous aurions du mal à contrôler dans nos structures de santé, où il manque de tout. Même l'alcool fait partie des denrées rares.

Donc lorsque l'on demande aux populations, dans le cadre des mesures-barrières, de se laver fréquemment les mains, cela relève simplement de l'illusion. Si on n'a pas les moyens de s'offrir des masques propres, comment fait-on pour accéder à la solution hydro-alcoolique ?

Depuis qu'il a été mis en place une task force contre le covid-19 avec des structures opérationnelles qui l'accompagnent, il est curieux de ne pas connaitre, un an plus tard, le type de variant qui circule dans notre pays. Il est triste de constater que nous sommes devenus un pays en panne de réflexion et surtout de recherche, alors que nous avons au gouvernement un ministère dédié à la recherche.

Tout cela parce qu'il a été placé, à la tête de cette institution, des gens qui ne comprennent pas leur rôle. Je ne me permettrai pas de verser dans la facilité en les traitant tous d'incompétents, ce n'est pas mon rôle.

Il est urgent que l'équipe épidémiologique qui participe à la lutte contre cette pandémie étudie le taux de reproduction du virus dans le pays. Au sortir de la campagne présidentielle, il leur sera fait obligation d'étudier ce R0 pour mieux orienter la lutte. Je crains qu'il ne se passe rien, car nos épidémiologistes, dans la plupart des cas, n'ont pas le niveau, pire, ils ne prennent pas la précaution de suivre la littérature consacrée au covid-19, cette littérature qui jour après jour abreuve les scientifiques du monde en informations. Je suis surpris que nos épidémiologistes soient restés bloqués à mars 2020, faisant ainsi abstraction de tout ce qu'il y a eu comme avancée dans la recherche. Avoir marginalisé et mis de côté des grands hommes de santé publique pour des questions liées à la gestion des fonds, alloués à la lutte contre ce fléau, nous a déboussolés au point d'avoir abandonné cette lutte. Nous nous contentons aujourd'hui de faire de la communication qui n'est devenue qu'une langue de bois. Personne n'est capable aujourd'hui de nous donner avec exactitude les chiffres épidémiologiques relatifs au covid-19.

Le dépistage massif lancé il y a plus de 6 mois devant les chaines de télévision nationale est en panne. A ce jour, moins de 100.000 personnes ont pu accéder au dépistage. Les tests sont couramment en rupture. On ne sait pas qui fait quoi. Il faut parfois attendre plus d'une semaine pour obtenir le résultat de son test Pcr.

Entretemps, si l'on présente des symptômes, on peut passer à la trappe, car tant que vous n'avez pas la certification d'un résultat positif, vous ne pouvez pas accéder à la prise en charge. Que se passe-t-il sur le plan clinique pour ces compatriotes qui présentent des signes évidents de cette maladie ? Tout cela est inacceptable.

« L'insouciance à la souffrance d'autrui est l'art des psychopathes » (Abderrahim).

Il devient urgentissime que nous nous organisions pour relancer le dépistage massif, afin que nous débouchions sur le traçage qui nous conduira à isoler les cas positifs. Ces hommes et femmes qui ont été identifiés pour participer sont-ils toujours là et motivés pour réellement prendre à bras le corps ce défi ? Je n'en suis pas sûr. Ils ont, depuis, perdu le sens de l'intérêt général. Ils ont tous la tête dans les sous. Tout rime avec l'argent qui les condamnerait dès lors où nous assistons à des détournements massifs des fonds alloués à la lutte contre ce fléau.

Pourrions-nous vraiment dépister massivement et tracer les cas positifs ? Je n'en suis pas convaincu. Notre inconscience a pris le dessus sur le bon sens. Nous avons oublié que le coronavirus sévit sévèrement dans notre pays quoi que nous ne soyons pas dans le cas de figure des pays occidentaux, considérablement impactés par ce virus.

Nous avons oublié notre fragilité et la mort qu'occasionne ce coronavirus qui n'a de respect pour personne. La preuve en est qu'il arrive à arracher, à la vie, des chefs d'Etat, la dernière victime étant le président de la Tanzanie qui a passé tout son temps à défié cette bestiole. Il en a fait les frais. Il faut donc se rendre à l'évidence que ce virus circule sournoisement dans notre pays et qu'il fauchera davantage des vies humaines.

Ce virus, cet intrus doit faire prendre conscience, à l'humanité, de sa fragilité. Il nous rendra malades et nous conduira à la mort, si nous ne nous remobilisons pas. Il n'y a rien de plus atroce que de mourir de ce virus, alors que nous avons des moyens intellectuels et sanitaires pour en échapper. Et pourtant rien n'y est fait pour épargner à notre misérable peuple une mort quasi-inéluctable.

*« L'insouciance ne s'improvise pas, elle est là jusqu'à devenir l'inconscience. »* (Teopatmisticdrum)

Beaucoup de bruit autour du dépistage et du traçage à grands coups de communication agressive, et pourtant sur le terrain rien n'est fait. On se moque des Congolais. Le covid-19 est devenu un magnifique marché, où chacun se sert de la misère d'autrui pour se faire du beurre.

Si curieusement nous arrivions à rallumer le dépistage et le traçage, aurons-nous des moyens pour isoler les cas positifs et ainsi épargner ceux qui ne sont pas contaminés ? Sommes-nous convaincus d'avoir compris réellement l'intérêt de l'isolement des cas positifs ? Comment l'organiserions-nous ?

Quelle est la logistique qui serait déployée pour permettre à ceux qui seront isolés d'être effectivement pris en charge pour qu'ils ne basculent pas vers la dépression ? En effet, il n'y a rien de plus de difficile que l'on ne soit plus capable de retrouver les siens pendant environ deux semaines. Il faut un sacré caractère pour tenir.

Avons-nous un parc hôtelier digne de ce nom pour pouvoir héberger et absorber tous ceux de nos compatriotes qui seraient amenés à être isolés ? Je suis malheureusement enclin à y émettre des doutes. Qu'à cela ne tienne, qui paierait toute cette prise en charge dans les hôtels qui coûterait toute une fortune ? Le Congo a-t-il encore les moyens pour se montrer à la hauteur de ses ambitions ? C'est une question à laquelle il serait prétentieux de répondre.

En définitive, mon regard sur le covid-19 me préoccupe énormément. Je suis convaincu que le Congo doit s'attendre à vivre les moments les plus difficiles de l'histoire de ce coronavirus.

Je serai heureux que l'histoire me prouve le contraire. Si hécatombe il y a, il me semble que nous ne pourrions pas réagir efficacement.

Notre égoïsme ayant pris le pas sur le bon sens, il faudra craindre que les acteurs de santé dans leur majorité se calfeutrent dans leur maison, pour ne pas assumer le travail pour lequel ils ont été formés. Il faudrait donc que le gouvernement se remobilise en identifiant clairement des nouveaux acteurs qui pourraient porter ce projet en ayant un peu d'empathie pour les autres. Il y a encore des Congolais capables de se réapproprier la problématique du covid-19, et se mettre à la disposition de leurs compatriotes.

Cela est certes difficile, mais réalisable même si le contexte sociologique nous a fait perdre notre humanité. Il faut absolument changer les hommes qui sont impliqués dans la lutte contre le covid-19, afin de donner une chance au Congo, pour qu'il se prémunisse contre la catastrophe à venir.

Tous ces errements liés à la gestion du covid-19 ne seraient-ils observés qu'au Congo ? La réponse est non. En effet, lors de mon voyage à Douala et à Yaoundé au mois de février 2021, j'ai constaté la même insouciance auprès des habitants de ces deux villes. Dans les marchés, comme dans la plupart des endroits clos, personne ne portait le masque. Tout se passait comme si dans ce pays il n'y avait pas des cas de covid-19. Les seuls endroits où les mesure-barrières étaient respectées étaient les hôtels.

Interloqué par cette attitude pour le moins suicidaire, j'ai voulu savoir comment les gens se comportaient à Kinshasa face au covid-19. Là-bas aussi selon mes collègues résidant dans cette ville, le constat est le même que celui observé au Congo et au Cameroun. Par contre, lors de mon bref séjour à Ouagadougou, j'ai été surpris par l'observance des mesures-barrières par les populations. Le pays des hommes intègres serait-il sociologiquement différent des pays d'Afrique centrale ? Décidément, les peuples bantous seraient-ils des effrontés ?

*« La perspective certaine de la mort pourrait mêler à la vie une goutte délicieuse et parfumée d'insouciance, mais âmes bizarres d'apothicaires, vous avez de cette goutte un poison infect, qui rend répugnante la vie tout entière. »* (Nietzche)

# Chapitre 2 :

## Le café du savoir

Depuis une quinzaine d'années, j'ai délibérément décidé de donner un tour de vis à mes fréquentations. Les différents échanges que j'avais avec les uns et les autres me paraissaient être de nature à ne pas me tirer vers le haut. Je pris l'option d'élaguer des hommes et des femmes qui intellectuellement ne m'apportaient plus rien, car nos différentes causeries n'étaient plus faites que de banalité. Les échanges que j'entretenais avec la plupart de mes collègues médecins me paraissaient insipides. Dans ma tête commençait à se formater ce concept abject de la distanciation intellectuelle. Une abomination que je ne peux déclamer, car on m'aurait traité de tous les noms d'oiseaux. J'ai réussi dans le cadre de mon hygiène intellectuelle à ne fréquenter que des hommes qui participeraient dorénavant à ma densification culturelle. Parmi ce rare monde, je cite le professeur Léfouoba, un ancien ministre du président professeur Pascal Lissouba, philosophe et intellectuel de mon pays. Ce frère nous avait accompagnés financièrement, le professeur Honoré Ntsiba et moi-même, lorsque nous nous présentions au concours d'agrégation qui avait eu lieu à Bamako en 2006. J'avais été marqué à l'époque par son empathie et son altruisme. Il était apparu dans mon esprit comme étant un homme de qualité. Il représentait le prototype de l'individu que je souhaiterais côtoyer pour avoir en permanence un commerce intellectuel. Avec le temps, nos rencontres se sont densifiées. Il m'entrainait à m'intéresser de plus en plus aux sciences sociales, avec en prime l'étude de l'épistémologie.

Je notais que le médecin, que je suis, se dotait d'autres armes pour se détacher du discours laconique de tous ceux qui exercent l'art de guérir.

J'apprenais à m'approprier les codes des discours des hommes des lettres. J'étais beaucoup plus épanoui qu'auparavant. J'avais réussi à quitter le casier des carriéristes qui répètent sans réfléchir les mêmes choses tous les jours. J'avais observé que je progressais intellectuellement. Décidément, je ne m'étais pas trompé en choisissant les hommes et les femmes qui feront désormais partie de mon aréopage. Je finis par découvrir les vertus de la contradiction qui entoure n'importe quel débat, car à la fin les gens s'enrichissent mutuellement. Le point culminant de ce que j'attendais de Léfouoba m'était apparu à la Sorbonne, lorsque je l'avais accompagné assister à une conférence qui avait porté sur les confins de la contradiction. Ce fut un moment délicieux qui me vit définitivement verser vers le monde des sciences humaines. Nous étions, tous les deux, ouverts sur n'importe quel type de débat.

Nos fréquentations de plus en plus rapprochées ont raffermi et cimenté notre relation. Il s'est installé entre lui et moi une forme de filiation : il aurait été le grand frère que je n'ai pas eu, et moi, le petit frère qu'il aurait tant espéré avoir. Depuis, il ne se passe pas un jour sans que nous nous voyions. Nous nous sommes imposé un rituel : la minute politique ! Eh oui, Léfouoba est un homme politique talentueux. Il est l'un des meilleurs de sa génération. Un grand débateur. Il est craint par ses adversaires qui redoutent sa rhétorique et ses phrases assassines qu'il distille sans violence.

Je profite de cette casquette pour polir et adoucir mes discours encore empreints de beaucoup de violence. Je crois avoir profondément changé dans ma façon de débattre.

Je ne cherche plus à avoir toujours raison, mais plutôt à obtenir ce qui peut m'améliorer, telle est l'orientation que je donne à ma vie intellectuelle aujourd'hui. Léfouba à travers son esprit d'ouverture a été amené à me présenter au professeur Obenga, un autre intellectuel fait d'épaisseur et de densité, de mon pays.

Mes échanges avec cet égyptologue sont toujours de qualité. J'apprécie énormément ces moments où j'apprends beaucoup de choses cachées de la vie des hommes. C'est toujours un délice lorsque j'assiste aux débats qui mettent en communion Léfouoba et Obenga. Ce sont des instants rares que tous les communs des mortels souhaiteraient vivre.

Un autre homme de qualité m'a apporté ce que Léfouoba n'a pu faire. Il s'agit de Mfumu, un grand frère de Poto-Poto, arraché à notre affection il y a quelques mois. Cet insolent des mots et du verbe, érudit par moment, m'avait appris à avoir confiance en moi, et surtout à dominer intellectuellement mes adversaires. Cette leçon fut non seulement bien apprise, mais surtout bien assimilée. Ces deux hommes, à savoir Mfumu et Léfouoba, ont remodelé ma façon d'aborder les problèmes de la vie, et cela me sied bien.

Depuis très longtemps, je maitrise semble-t-il les codes de la communication.

Mes différents passages sur les différentes chaines de télévision et de radio m'ont permis de me faire un nom dans l'opinion nationale. Contrairement à d'autres, je m'efforce de tenir un discours de vérité qui dérange, quelque fois, semble-t-il, la classe politique habituée à la langue de bois.

Apparemment, les Congolais apprécient mon côté quelque peu iconoclaste, à la limite un peu frondeur.

Depuis un moment, j'émets régulièrement mon opinion quel que soit le sujet sur les réseaux sociaux. Je veux participer tout simplement au débat.

Nombreux sont ceux qui me suivent et m'appellent in box pour prolonger les échanges. Sans forcer quoi que ce soit, je suis devenu semble-t-il un des leaders incontestés d'opinion.

Mes prises de position par rapport à la mauvaise gestion du covid-19, associées à des propositions réalistes m'ont valu du galon.

Je suis devenu semble-t-il une des figures qui incarnent la lutte contre le covid-19, et c'est à ce titre que j'ai été invité par Serge Ikiémi, administrateur du Café du savoir, à prendre part au débat qu'il organisa, sur le covid-19, le 17 janvier 2021.

Dans un premier temps, j'ai hésité, car *Le café du savoir,* me semble-t-il, accueille régulièrement des membres du Parti congolais du travail (Pct), et ils sont souvent dans l'entre soi. Je ne voulais pas mêler ma voix à cette nef que je ne maitrise pas.

Je n'ai donc pas marqué mon accord immédiatement, car j'avais besoin de réfléchir avant de dire oui. Finalement, ce que j'allais prononcer au cours de ce débat me paraissait tellement important, au point où il m'était quasiment interdit de me défausser.

On me fit parvenir la liste des invités au débat. J'étais heureux de retrouver le nom de Ntoumi Francine. J'exultais, car l'occasion était belle pour que nous confrontions nos idées.

D'autres invités étaient presque tous membres du Pct, dont deux dames politiques, l'une directrice du livre au ministère de la Culture, et l'autre écrivaine, ancienne membre de l'opposition qui a rejoint très récemment le Pct.

Ces deux dames, aux ambitions politiques nettement affichées, avaient besoin de cette tribune, afin qu'elles soient remarquées par la hiérarchie de leur parti. Elles étaient en plein marketing politique pour gonfler leurs égos.

Mon statut de chercheur exige que je connaisse le profil des uns et des autres appelés à venir débattre. Je finis par découvrir que les débatteurs annoncés étaient de faible facture, en dehors de deux maitres-assistants de la faculté de l'économie et d'un banquier chevronné. Peu importe la qualité de ces hommes et de ces femmes, l'intérêt de ce débat résidait dans la qualité du message que nous devrions livrer à nos compatriotes, afin qu'ils se fassent leur propre opinion.

Serges Ikiémi avait réussi à insérer mon nom sur la bande d'annonce du débat. A mon grand étonnement, le nom de Ntoumi Francine avait disparu, ce, sans explication aucune. Cela donnait lieu à toutes les interprétations possibles. Il me semble que ma présence à cette tribune avait de quoi inquiéter, car tout le monde savait que j'étais le premier lanceur d'alerte sur le covid-19 dans mon pays.

Je suis professeur de médecine et chercheur, féru des sciences, et depuis un moment je me suis fait le chantre de la médecine du futur, tout cela a contribué à légitimer ma parole.

Je crois, de plus, avoir la compétence et l'autorité nécessaires pour parler de ce sujet, ô combien essentiel pour nos populations.

Ce débat qui s'annonçait dans les jours à venir bénéficia d'une très grande publicité. Le cabinet du ministère était manifestement inquiet d'apprendre que j'en serais le principal animateur. Il redoutait le discours dévastateur que j'allais délivrer, et qui pourrait mettre à mal toute la stratégie qu'il avait mise en place pour endiguer cette épidémie du covid-19.

Il semblerait même que ma ministre se soit indignée auprès d'Ikiémi, pour que je sois exclu de la liste des débatteurs. Elle aurait reçu semble-t-il une fin de non-recevoir de la part du promoteur de ce débat qui, d'ailleurs, continuait à subir les assauts et la pression de tous ceux qui étaient apeurés par les informations que j'allais mettre sur la place publique.

Tout le monde savait que je suivais de très près la littérature mondiale concernant le covid-19, ce qui n'est pas le cas de tous ceux qui sont censés gérer ce fléau dans notre pays._

Ma ministre dans son activisme aurait même poussé le bouchon plus loin en contactant son collègue des sports, en raison des liens fraternels qui nous unissent. Elle voulait obtenir de son collègue l'assurance de mon respect doublé de courtoisie et de bienveillance à son endroit.

Dès que mon frère me fit part du désir de sa collègue, je fus non seulement surpris, mais surtout décontenancé par le caractère ubuesque de cette démarche.

Je ne m'expliquais pas l'angoisse que ma présence sur un plateau pouvait susciter. N'étais-je plus un homme ordinaire ?

J'avais compris que dorénavant je pèserai sur les choix de mes compatriotes en ce qui concerne des offres da santé.

Il me semble que l'on a voulu me faire porter une veste beaucoup trop large pour mes épaules. Je compris que j'avais acquis une autre stature. Qui peut en rougir ! Je buvais mon petit lait en attendant le jour du débat. Finalement, ma proximité avec Léfouoba m'avait positivement changé, et je me dois de le remercier pour son apport intellectuel.

Notre binôme était dorénavant scruté à la loupe. Personne ne pourrait imaginer Lefouoba seul dans un café ou un restaurant du centre-ville, sans Nkoua-Mbon, vice-versa. Finalement, notre couple serait devenu définitivement fusionnel.

Le ministère de la Santé avait commis d'énormes bêtises dans la gestion du covid-19 depuis 10 mois, et il avait des raisons de s'en inquiéter.

Deux jours avant le débat, le promoteur de ce meeting fut contacté par la ministre de la Santé qui tenait à ce que l'un des cadres majeurs de la lutte contre cette pandémie au niveau de la Task force, puisse m'apporter la contradiction. Je n'y trouvais aucun inconvénient, bien au contraire, j'en appréciais la proposition.

Je croyais, me semble-t-il, qu'il était important que nous présentions à l'opinion nationale nos différents points de vue.

J'étais heureux d'avoir ce compatriote en face de moi, et je me ferais un malin plaisir de l'écouter.

J'étais loin de m'imaginer que ma sortie médiatique était très attendue. Le malaise était palpable au ministère de la Santé. Personne n'avait oublié l'inimitié que cette dame entretient à mon endroit. Loin de moi de lui porter un jugement de valeur, car cela pourrait paraitre saugrenu.

Je ne suis cependant pas loin de m'imaginer qu'elle éprouve de la haine à l'endroit de ma modeste personne, et cela ne peut en aucun cas me perturber.

Après avoir vécu toute la cabale qu'elle a orchestrée contre moi au CHU, plus rien ne peut me surprendre. Ce qui est vrai, c'est que je ne pense pas à elle tous les matins en me rasant.

Le dimanche 17 janvier 2021, le jour du débat, je me suis levé très tôt pour me mettre dans les meilleures conditions de la rencontre.

Alors que d'ordinaire je suis fébrile, curieusement ce matin, je ressens de la sérénité. Je pris le temps de compulser mes fiches. Cela faisait longtemps que je n'avais plus donné une conférence sans support. Qu'à cela ne tienne, il s'agit là, d'un exercice que j'adore.

Vers 11 heures, je me présentai au palais des congrès, lieu choisi pour abriter ce débat. Les participants arrivaient au fur et à mesure. Je me rapprochai de Serges Ikiémi que je trouvais frileux.

J'échangeai quelques mots avec lui, histoire de lui extirper ce stress manifestement lié à ma présence parmi le panel des hommes et des femmes appelés à dérouler leurs discours respectifs.

Le professeur Hervé Diata, un économiste à la retraite, censé faire la modération de ce débat, a été remplacé au pied levé par un maitre de conférences de philosophie, pour raison de maladie.

Vers midi, tous les membres appelés à débattre étaient présents et nous n'attendions plus que le représentant du ministère de la Santé qui finit enfin par apparaitre, marchant de façon martiale et escorté par deux de ses collaborateurs.

Je m'attendais à débattre avec quelqu'un d'autre, hélas je devrais me contenter d'un jeune maitre-assistant, chef du département de santé publique à la faculté des sciences de la santé. J'avais tellement souhaité débattre avec un collègue de même rang. Je crois qu'ils s'étaient tous débinés. Ils ne souhaitaient manifestement pas débattre avec moi. C'est dommage.

Le promoteur du café du savoir nous pria de rejoindre la tribune autour du modérateur. Il prit la parole pour présenter le but et l'intérêt de cette rencontre.

Comme pour éviter tout dérapage, il prit soin de nous rappeler les règles du jeu. Tout cela m'était destiné et j'en riais sous cape. Il était vraiment préoccupé, surtout que ses camarades du Pct lui avaient demandé qu'il n'y ait pas d'attaque personnelle.

A la tribune, j'étais le plus gradé et, préséance oblige, je devrais prendre la parole après le représentant du ministère de Santé. Nous nous sommes accordés, le modérateur et moi.

Le top fut donné. La dame politique qui avait rejoint le Pct se présenta devant le pupitre pour nous vendre son discours.

Cela fut ennuyeux, car j'avais du mal à faire le lien entre ce qu'elle venait de nous servir, et le covid-19, tel qu'il est géré dans notre pays. Je compris qu'elle avait besoin de cette tribune pour se vendre.

Enfin, vint le tour de la directrice du livre, une jeune dame que je connais bien et que je porte en estime. C'est une nièce. Elle est de toutes les manifestations de son parti. Elle a une ambition débordante. Il me semble qu'elle a de l'énergie à revendre. Elle prit à son tour la parole pour nous parler de l'impact du covid-19 sur la culture. Thème au demeurant intéressant, mais insipide par son rendu, car cela n'avait rien à avoir avec l'impact du covid-19 sur la culture au Congo. Elle est allée récupérer des éléments à gauche et à droite, faisant maladroitement des copier-coller sans intérêt.

Son travail aurait gagné en intérêt, si elle avait fait une petite étude à Brazzaville en utilisant quelques variables simples qui lui auraient permis de cerner l'état d'esprit des Congolais sur leur envie de musique, de lecture, de cinéma et que sais-je d'autre en ces moments difficiles de privations des libertés individuelles.

Au lieu de cela, comme sa collègue du Pct, j'ai eu l'impression de voir deux dames qui s'adonnaient à une course à l'échalote. C'était simplement pathétique.

Je commençais à m'interroger sur ma présence en ces lieux. Le niveau des deux premières intervenantes était tout, sauf bon.

Elles ont l'excuse de ne pas être universitaires, car elles ne sont pas détentrices des codes qui sont les nôtres, nous les universitaires. Quelle prétention !

Puis vint le tour du représentant du ministère de la Santé de prendre la parole, pour nous présenter tout ce que le département de la Santé, appuyé de ses différentes commissions techniques, impliquées dans la prise en charge du covid-19, avait réalisé pour protéger les Congolais.

Il se fit aider d'un vidéoprojecteur pour nous dérouler son power point. Il parla pendant un quart d'heure. Il a passé tout son temps à nous délivrer les différentes délibérations des réunions de la Task force.

Pendant que les participants attendaient de lui des informations d'ordre pratique qui leur permettraient de mieux s'approprier la problématique du covid-19 dans notre pays, voilà que ce monsieur qui présentait tous les soirs, à la télévision congolaise, les chiffres morbides consécutifs à cette épidémie, venait de prouver qu'il était totalement à côté de la plaque. Manifestement, il était resté sur des informations de mars 2020. Il n'avait pas suivi l'évolution de la recherche autour du covid-19.

Il avait usé de la langue de bois, une technique de communication qu'utilisent les personnes faibles intellectuellement, pour endormir les auditoires. La déception était palpable dans cette énorme salle du palais des congrès.

Le représentant du ministère de la Santé venait de montrer à toute l'assistance que le ministère de la Santé n'avait réellement aucune stratégie pragmatique de lutte contre cette épidémie. Je n'avais pas besoin de faire beaucoup d'effort d'esprit pour réaliser la vacuité de son discours. J'ai eu de la peine pour mon pays.

Comment a-t-on pu confier la gestion de la lutte contre le covid-19 à ces gens incapables de se remettre en question ? J'ai eu pitié non seulement de ce compatriote, mais surtout de la faculté des sciences de la santé. Je ne m'arrêtais pas de me poser la question sur le contenu pédagogique des cours qu'il est censé donner aux étudiants.

Il me rappela ces imposteurs qui arrivaient dans nos facultés de manière impromptue pour enseigner. Il n'est donc pas étonnant, au regard de ce qui précède, de se demander si notre université pourrait figurer, un jour, parmi les meilleures structures universitaires d'Afrique.

L'exposé de notre ami du ministère de la Santé m'avait littéralement affligé. Le modérateur était gêné. Il avait du mal à contenir sa déception. Entre enseignants de haut niveau, le regard suffit pour se comprendre. Puis, il me demanda de prendre la parole, ce qui fut fait.

Je commençais par remercier Serges Ikiémi qui m'a fait l'amitié de m'inviter à ce débat.

Je remerciais avec ironie le représentant du ministère de la Santé pour avoir eu la gentillesse de nous donner toutes ces informations et quelques chiffres épidémiologiques, parmi lesquels on pouvait relever celui de la mortalité.

En effet, en 10 mois d'épidémie, nous n'avions enregistré pour tout le pays que 114 morts, alors qu'en oncologie, tous services confondus, nous avions enregistré plus de 200 morts sur la même période.

Cela me donna l'opportunité de l'interroger sur l'état d'urgence et le confinement auquel le pays avait été contraint. Quelle a été la modélisation utilisée par nos épidémiologistes, pour servir de socle qui aurait permis à notre gouvernement d'adopter toutes ces mesures liberticides ?

Comme il est épidémiologiste, je l'interrogeais brutalement sur le taux de reproduction du virus dans le pays. Il n'a pu répondre à mes deux questions. Je conclus qu'il ne comprenait pas grand-chose.

Ayant pris l'ascendant sur lui, je me suis vu dans l'obligation de m'adresser à l'auditoire, en lui apportant des informations qui me paraissaient pertinentes et qui lui seraient utiles au sortir du palais des congrès.

J'abordais, en premier, le thème consécutif au port du masque. J'informai les participants de l'inutilité de porter le masque à l'extérieur, car l'étude réalisée à l'Institut

Pasteur de Lille a montré clairement que les gens se contaminent dans les entreprises et dans des endroits clos. Il est donc recommandé de porter le masque en milieu clos. A l'extérieur, chacun peut ou ne pas porter le masque. Les participants se levèrent et se mirent à applaudir.

Je n'en revenais pas. J'abordais d'autres thèmes consécutifs au traitement et à la vaccination. J'émis mon avis sur la vaccination. Je m'interrogeais sur son utilité au regard des chiffres épidémiologiques relativement bas dans notre pays.

Pourquoi veut-on créer de la morbidité, en utilisant des vaccins, pour lesquels nous n'avons pas de recul suffisant, sur nos populations qui sont d'ailleurs en bonne santé. Je proposais que nous ne vaccinions que des compatriotes qui se rendraient dans des pays où ce vaccin a été rendu obligatoire. Il y eut une salve d'applaudissements dans la salle.

Cela commençait à ressembler à un meeting politique. Enfin, je terminais par la gestion chaotique de nos morts qui sont enterrés de façon indigne, sauvage, et le plus souvent à la sauvette.

Là aussi, apparemment notre ami du ministère de la Santé n'était pas informé de l'absence du virus sur les cadavres, car le coronavirus après avoir agressé l'homme disparait entre le $8^{ème}$ et le $15^{ème}$ jour. Nous mourrons des complications viro-induites et non du virus lui-même.

Il est donc scandaleux que nous manquions un peu de respect à nos morts. Pour étayer mon propos, je pris l'exemple de la dépouille du président Valery Giscard d'Estaing qui venait de mourir du covid-19.

Sa dépouille a été conservée pendant 5 jours avant d'être portée en terre. Je conseillai que l'on revisite notre gestion des cadavres du covid-19. Les participants se levèrent de nouveau pour m'applaudir. Mon jeune collègue était dépassé. Il avait écouté un autre son de cloche. Mon discours était carrément à l'opposé de celui de la Task force de mon pays.

Le promoteur de ce débat, à mon avis, exultait intérieurement. Solidarité du Pct oblige, il feignait de donner l'impression de quelqu'un à qui on avait assené de violents coups de poing.

Comme une trainée de poudre, les nouvelles arrivèrent très rapidement à la cité, avec tous les commentaires positifs qui allaient avec. Je venais de pulvériser la doxa officielle et de m'imposer par la force de mes idées.

Comme il fallait s'y attendre, les taupes dépêchées par le ministère de la Santé trouvèrent matière à polémique, et s'empressèrent de rendre compte à leur chef de département.

Le soir, je me calai dans mon fauteuil pour suivre le rendu de nos débats sur la chaine de télévision nationale. Curieusement du fait de la censure, tout ce que j'avais développé comme arguments d'un genre nouveau avait été occulté. Une seule chaine privée a eu le courage de relayer ce que j'avais dit. Heureusement que la toile s'était accaparé du sujet et en a fait la promotion.

Mes propos avaient pris date. La communication plate de la Task force fut brouillée au point où un membre du gouvernement, de façon subliminale, prit une note d'information dans laquelle il interpellait les chaines de télévision et radio, afin que celles-ci ne diffusent que des messages officiels en rapport avec la gestion du covid-19.

Quelle frilosité ! Pourquoi ne pas créer les conditions pour que les débats contradictoires soient organisés, afin que les Congolais puissent se faire leur propre opinion. Jusqu'où nous conduira cette fuite en avant ?

J'interpellais le promoteur de ce débat en lui manifestant mon indignation par rapport au rendu médiatique de notre activité.

Visiblement, il en éprouva de la gêne. Il m'informa que la chaine Tséléka Tv, un média Web, avait fait un bon reportage, reprenant les différents segments de mon intervention.

Fort de cette nouvelle notoriété et pour capitaliser mon discours du Palais des congrès, j'invitais le patron national de la lutte contre le covid-19, un de mes anciens maitres à la faculté des sciences de la santé, à venir débattre publiquement avec moi sur un plateau de télévision.

Je pris attache avec le directeur de la chaine de télévision privée Vox TV, qui trouva l'idée plus que judicieuse.

Il contacta monsieur Yala qui lui donna son consentement. Je fus informé de la réponse de mon maitre. Un rendez-vous fut pris, assorti d'une invitation à participer à cette émission.

Le jour J, je me présentai à Vox Tv. Je fus accueilli par deux jeunes charmantes dames qui, me semble-t-il, attendaient avec empressement ce débat.

Je rencontrai le docteur Akiana, un biologiste qui avait fait les frais de l'équipe chargée de la riposte contre le covid-19 dans notre pays. C'est lui qui m'avait mis en rapport avec le professeur Didier Raoult. Il est d'ailleurs son point focal au Congo. Un cadre de bonne facture, victime de l'ostracisme du ministère de la Santé.

Il est étonnant qu'il ne soit pas au centre du dispositif de la lutte contre le covid-19 ; bref. Ils sont hélas nombreux, qui ont été délibérément oubliés pour ne pas gêner la nef des incompétents.

La sévérité de mon jugement est à la hauteur des insuffisances de cette équipe de pseudo-experts, qui n'a pas été capable d'imposer un discours scientifique auquel se serait adossé le discours politique.

*In fine*, je crois que nous avons affaire à une bande d'escrocs, doublée d'une énorme imposture. Ils auront, sur leur conscience, l'hécatombe du covid-19 à venir.

On nous installa sur le plateau et nous n'attendions plus que le professeur Yala.

Vingt minutes plus tard, le directeur de Vox Tv fit irruption sur le plateau pour nous annoncer, tout penaud, la défection du professeur Yala.

Akiana et moi étions fortement déçus. Je m'y attendais quelque peu. Yala venait de se défausser. Il aurait pu avoir l'élégance et la décence de nous envoyer l'un de ses collaborateurs.

Je finis par acter que leur machin était géré par des incompétents, vieux retraités et intellectuellement laminés.

Quelques jours plus tard, j'appris que le représentant du ministère de la Santé, qui avait eu avec moi ce commerce intellectuel au Palais des congrès, avait été débarqué de son poste. Il fut la principale victime du Café du savoir.

Depuis, les choses n'ont pas changé, bien au contraire avec l'arrivée de la campagne présidentielle de mars 2021, tout le monde s'active à faire élire son candidat.

Décidément, le Congo serait-il devenu un laboratoire de l'insouciance où tout le monde s'efforce à occulter la réalité.

La misère a détruit notre capacité à avoir un regard lucide sur les maux qui grèvent et plombent notre quotidien. Il ne sert à rien d'interpeler ni d'alarmer les populations, car le combat des Congolais est ailleurs.

Chaque jour qui passe, chacun s'inscrit dans ce combat de la survie, au point de faire de la mort une banalité.

Nous apprenons, ce 22 mars 2021, le décès de Brice Parfait Kolélа, durant son transfèrement à Paris pour covid-19. Cette catastrophe annoncée ne m'étonne guère et ne me surprend pas, pour avoir vécu personnellement ce problème. J'y reviendrai de long en large.

Ne pas être capable un an après l'irruption de ce coronavirus, qui a assujetti toutes les populations mondiales, est une faute gouvernementale. Je crois que nous sommes face à une non-assistance à personne en danger.

Le décès de Brice Parfait Koléla constituera me semble-t-il ce déclic pour une réappropriation de la problématique du covid-19 par les populations. Encore faudrait-il que tout le monde en prenne conscience, cette conscience qui a été délibérément dégradée par les intempéries sociales.

Je suis attristé ce matin par le décès de Brice Parfait Koléla, ce leader politique incontesté des populations du Pool. J'espère simplement que son parti rebondira et désignera un autre chef qui continuera à pérenniser les idées de leur chef disparu. Que son âme repose en paix.

Jusqu'à quand resterions-nous bornés ? Qui pourrait secouer le cocotier pour qu'il se mette en place ce processus de reformatage de notre logiciel collectif ?

Ne devrions-nous pas balayer cette équipe faite d'incompétents qui ne se soucient que de leur ventre au lieu de prendre les meilleures mesures possibles qui soient, pour que les gens ne meurent plus du covid-19 dans notre pays, et cela est possible.

Il est vrai qu'il ne faut pas céder à la facilité, cependant, nous avons aujourd'hui les outils nécessaires pour soigner efficacement les malades, encore faudrait-il que ceux qui sont en responsabilité suivent les grands développements scientifiques qui sont régulièrement publiés dans des revues scientifiques spécialisées.

Devrait-on attendre encore une vingtaine d'années pour voir les choses changer spontanément ?

Nous ne serions peut-être plus là pour voir ces différentes mutations s'opérer. Je n'ai jamais cessé de m'interroger sur notre incapacité à gérer ce merveilleux Congo qui, par analogie, n'est que l'équivalent de Massina, un quartier populeux de Kinshasa. Cela restera une énigme.

# Chapitre 3 :

## Ma contamination par le covid-19

Après mon merveilleux périple dans deux pays africains, j'avais le corps léger, et l'esprit clair. J'avais l'impression d'avoir retrouvé cette paix qui m'avait fait tant défaut. J'avais besoin de ce break pour réfléchir et m'assigner de nouvelles perspectives.

Plusieurs projets en suspens devraient être revus assez rapidement, et enfin connaitre une accélération. Je me suis juré de me débarrasser de cette léthargie bloquante. Pour y arriver, j'ai mis en place une petite équipe dynamique, faite de jeunes médecins, qui devraient me secouer, chaque fois qu'elle se rendrait compte de mon silence. C'est ce que j'ai appelé mes sentinelles positives.

En date du 5 mars 2021, j'étais attendu en Belgique pour une obligation familiale. Avant de faire le déplacement de la Belgique, je pris soin d'informer mes collaborateurs de ce voyage qui ne durerait qu'une semaine, car nous avions un agenda hyper chargé.

Comme pour nos voyages à travers l'Afrique, le déplacement dans un pays européen est également assujetti à la présentation d'un test covid-19, qui date de moins de 72 heures. Pour ce faire, je contactai un collègue pharmacien, qui connait bien la filière des laboratoires assermentés par le ministère de la Santé, pour la réalisation des tests Pcr.

Sans tarder, il m'envoya un de ses collaborateurs qui n'est quelqu'un d'autre que l'un de mes élèves. Il me fit le prélèvement le 1er mars 2021 et, le lendemain, il me fit parvenir le résultat : test négatif.

Donc je pourrais entreprendre mon voyage le 3 mars 2021. Pendant que je m'organisais pour prendre mon billet, mon épouse m'appela pour me demander de sursoir à mon voyage, car elle avait réussi à débloquer le problème pour lequel ma présence était vivement souhaitée. Ce fut un énorme soulagement, avec des économies à la clé.

Le 4 mars, je ressentis soudainement une fatigue alors que je n'avais fourni aucun effort. Je restai vigilant sans pourtant m'inquiéter outre mesure. Par mesure de sécurité, je m'isolai de mes collaborateurs. J'exigeai le port du masque à tous ceux qui voulaient me voir pour une urgence. J'informai mon épouse, médecin dans un grand hôpital de la région namuroise, une structure qui prend en charge les patients covid-19 de cette agglomération.

Elle me soumit à un interrogatoire minutieux à la recherche des signes indirects de cette maladie tant redoutée. Rien ne l'inquiéta et on en resta là.

En dehors de cette fatigue, j'allais bien. La nuit tombée, muni de mon oxymètre, je voulus m'assurer de ma saturation en oxygène. Je saturais à 97 pour 100. Je n'avais donc aucun problème respiratoire. Ce paramètre me rassura. Je n'étais pas fébrile, ma tension artérielle et ma glycémie étaient normales. Je pus donc me coucher sans souci.

Le 5 mars, je commençai une toux sèche. La fatigue s'intensifia. Je ne me sentais pas bien. J'étais inquiet.

Deux de mes jeunes amis m'appelèrent pour me dire qu'ils avaient des courbatures, des céphalées et de la toux, le tout accompagné d'une grande fatigue. Comparés à moi, ils étaient jeunes et ne présentaient aucune comorbidité.

Ils s'étaient auto-médiqués en se mettant, tous les deux, sous hydroxy-chloroquine couplée à l'azithromycine, ce protocole de mon ami Didier Raoult qui sauve des vies en Afrique, dès qu'il est administré tôt.

J'appelai mon frère le ministre, pour m'assurer de l'état de santé de son masseur, qui était fébrile dans l'avion lors de notre retour à Brazzaville. Il m'informa que ce dernier avait été testé positif au covid-19. J'étais pris de panique. Régulièrement, je contrôlais ma température, ma tension artérielle, ma glycémie et surtout ma saturation en oxygène. Tout était normal.

Entretemps en dehors de cette asthénie intense et de cette toux qui m'épuisaient, aucun autre symptôme n'était venu s'ajouter à mon tableau clinique.

Le ministre m'invita à le rejoindre à sa résidence où il avait invité tous ceux qui étaient du voyage à Ouagadougou avec lui, afin de se soumettre au test covid-19.

Pour ce faire, il fit venir un jeune médecin qui avait l'habitude de nous effectuer des tests avant chaque voyage.

Après que mon prélèvement eut été effectué, le ministre me remit un tube dans lequel il y avait des comprimés effervescents faits de vitamine C et de zinc.

Une fois installé dans le divan dans son salon privé, je m'engonçai, car j'étais de plus en plus fatigué.

Pour la première fois, malgré la pauvreté de mes symptômes, je commençai à penser au covid-19. Je fis l'effort de quitter sa résidence pour rentrer chez moi.

Une fois arrivé dans mes installations, je pris la résolution d'informer quelques membres de mon entourage de ma fragilité, sans évoquer la possibilité que je sois porteur du coronavirus. J'étais de plus en plus inquiet.

J'avais été tenté de me mettre comme l'avaient fait mes jeunes amis, sous le protocole de Didier Raoult. Finalement, j'étais resté raisonnable, en attendant le résultat de mon test covid-19.

Dans l'après-midi du 5 mars 2021, le ministre et sa délégation s'élancèrent vers Gamboma pour aller lancer la campagne de leur candidat, le président sortant Dénis Sassou Nguesso.

Entretemps, mon état était resté stationnaire, mais je n'avais aucune envie de manger quoi que ce soit. La nuit fut identique à celle de la veille.

Vigilant, je surveillais régulièrement ma saturation, car j'étais obsédé par les problèmes respiratoires que peut induire le covid-19.

Le 6 mars 2021, j'avais l'impression d'aller mieux. Je commençais à exclure l'éventualité d'une contamination par le covid-19. Je me motivais en m'insufflant de l'énergie positive. Que Dieu m'écoute. Subitement, tout me revint en pleine figure, c'est-à-dire tous mes projets qui n'ont pas connu un aboutissement, surtout ma clinique qui engloutit toute mon énergie depuis 1998.

Je ne pouvais m'empêcher également de penser au pire. Je suis un homme de caractère, je ne me devrais donc nullement faire allusion à quoi que ce soit.

Je devrais mettre toutes les chances de mon côté. Dans l'après-midi, depuis Gamboma, le ministre m'appela pour me dire qu'il m'enverrait un texto, et qu'après lecture de celui-ci, je devrais le rappeler.

J'avais cru sur le moment qu'il avait peut-être besoin d'un conseil par rapport à la campagne présidentielle. Je lis son texto ; je vous l'expose tel que je l'avais reçu ce jour-là à 13 heures : le laboratoire vient de m'appeler, ton test covid-19 est positif. Donc il faut attaquer avec le traitement tout de suite.

*« C'est dans la maladie que l'homme se rend compte de ses limites et qu'il n'est pas aussi fort qu'il le prétend. »* (Hacène)

J'avais apprécié ce style direct assorti d'une proposition. Néanmoins, rien ne pouvait m'empêcher de penser à la confidentialité des résultats. J'aurais dû avoir l'exclusivité du résultat de mon test. Que devient la notion de confidentialité dans tout cela ? Compte tenu de ce qui précède, je ne suis pas étonné que des dossiers médicaux de certaines autorités politiques se retrouvent sur la place publique.

Nous avons de graves problèmes de déontologie et d'éthique au Congo. Je comprends pourquoi de nombreuses personnalités politiques de mon pays préfèrent aller faire leurs bilans de santé à l'étranger.

Il est impératif que cette confiance soit restaurée pour que nous puissions prendre en charge nos compatriotes sur place.

L'annonce de la positivité de mon test m'ébranla sans pour autant me perturber. Je pris acte ; j'appelai aussitôt le ministre qui me parut plus préoccupé que moi-même. Comme d'habitude, il venait de m'insuffler une énergie positive, et j'en avais vraiment besoin. J'informai quelques membres de mon entourage. J'exigeai, de la part de ceux que j'avais mis dans la confidence, un peu de discrétion pour ne pas paniquer ma famille, car je suis le chef d'une très grande tribu. J'épargnai mon premier fils de cette nouvelle, pour ne pas le perturber.

Je suis un grand combattant habitué à gérer des situations inextricables et douloureuses de mes patients. Voilà que je me retrouve, à mon tour, face à une maladie extrêmement angoissante. Je n'ai pas le droit de me laisser envahir par des idées noires. J'informai mon épouse de la positivité de mon test.

J'avais, à travers sa voix, senti qu'elle était préoccupée. Elle informa mes enfants.

Ces derniers inquiets surtout sur la nature de nos plateaux techniques, qui laissent à désirer, me firent la proposition de les rejoindre en Belgique.

Ils évoquèrent la possibilité de m'envoyer un avion médicalisé en vue de mon transfèrement. Je déclinai l'offre, car mon état n'était pas aussi grave au point d'entrevoir la possibilité d'une évacuation sanitaire.

Mes enfants m'appelaient régulièrement pour prendre de mes nouvelles. Ils étaient angoissés.

J'étais informé depuis une heure de la positivité de mon test : Il me fallait donc, comme l'avait suggéré le ministre, commencer le traitement sans attendre.

J'envoyai très rapidement un de mes collaborateurs en pharmacie pour me procurer le plaquénil et l'azithromycine, ce protocole mythique du patron de l'IHU de Marseille.

En pharmacie, il n'y avait que l'azithromycine. Je pris immédiatement un comprimé de 500 mg ; je devrais prendre encore dans la soirée un comprimé de 500 mg. Ma nuit fut quelque peu tourmentée

Le 7 mars 2021, je contactai le docteur Amona, afin qu'il vienne me voir, car je m'étais mis sous traitement derechef, depuis que mon test covid-19 s'était avéré positif. Il est déconseillé de se prendre en charge soi-même quand on est médecin. Amona est mon élève, devenu depuis plusieurs années médecin militaire.

Sans me faire attendre, il arriva assez rapidement avec un de ses collègues, lui aussi militaire et également aussi mon élève.

Ils faisaient, tous les deux, partie de l'équipe de la prise en charge des patients atteints du coronavirus.

Après un interrogatoire sommaire et un examen clinique lapidaire, le tout complété par la prise de la tension artérielle et l'évaluation de ma saturation en oxygène, mes médecins conclurent à une forme mineure du covid-19.

Ils me conseillèrent de poursuivre mon traitement à domicile en prenant bien soin de m'isoler. Par contre, ils réajustèrent mon traitement, en y introduisant l'hydroxy-chloroquine. Je devrais suivre méticuleusement ce traitement.

Je devrais prendre 1 comprimé de 200 mg d'hydroxy-chloroquine x 3 par jour, pendant 5 jours, puis 1 comprimé de 200 mg de la même molécule x 2 par jour, pendant 10 jours, soit un total de 15 jours.

A propos de l'azithromycine, je devrais prendre 500 mg x 2 par jour, pendant 5 jours, puis 500 mg tous les matins, pendant 5 jours, soit un total de 10 jours.

Il est prescrit un repos de 7 jours après la fin du traitement, en attendant le contrôle d'un test covid-19.

Je venais d'être mis sous le protocole de l'équipe de la prise en charge des patients atteints de covid-19. Il ne me restait plus qu'à attendre que je m'améliore cliniquement.

Le lundi 8 mars et le mardi 9 mars 2021, tout semblait aller pour le mieux, en dehors d'une fièvre qui oscillait entre 38 ° et 38°5 que je n'arrivais pas à juguler avec du paracétamol. Mon moral n'était pas au beau fixe.

Très peu de gens savaient que je prenais un traitement contre le covid-19. J'étais de plus en plus faible. Je ne mangeais quasiment plus rien. J'urinais plus que d'ordinaire, alors que je n'arrivais pas à compenser ces pertes, car je n'éprouvais pas le besoin de boire.

Le 10 mars à mon réveil, j'étais grincheux. J'avais le moral dans les chaussettes. Je chauffais plus que d'habitude. J'étais tout simplement épuisé. Je faisais l'effort de prendre mes médicaments, car je refusais que ce virus prenne le dessus sur moi.

En début d'après-midi, pour la première fois, je présentais des signes mineurs d'essoufflement. J'étais inquiet. Le dernier contrôle de ma saturation indiqua que je désaturais à 89 %.

Sans attendre, je relançai le docteur Amona qui s'amena rapidement chez moi, comme toujours flanqué de son copain. Je pris la précaution d'appeler également le docteur Soussa Gadoua, un collègue à la retraite, qui prête mainforte à l'équipe de la clinique Léyono, centre par excellence de la prise en charge des patients atteints de covid-19.

Ce frangin me conseilla de venir très rapidement pour que mon traitement soit réajusté. Il sait que j'ai la soixantaine passée ; de plus je suis un peu pléthorique, donc je présente des comorbidités.

Je pris soudainement conscience de la gravité de la situation. Comment ne pas penser à tous ceux qui sont morts dans un tableau de détresse respiratoire.

J'informai immédiatement mon épouse qui encaissa le coup. J'appelai le ministre pour lui dire qu'il avait été décidé de mon hospitalisation à Léyono.

Une heure plus tard, mes jeunes confrères étaient chez moi. Ils contrôlèrent ma saturation en oxygène qui baissait considérablement. Ils me prirent avec eux jusqu'à Léyono, où m'attendait le docteur Soussa Gadoua et son équipe.

La clinique Léyono, pour la petite histoire, est une structure que j'ai développée grâce l'appui personnel du maire de la ville de Brazzaville, devenu récemment ministre des sports, entre 2004 et 2013, période pendant laquelle j'ai eu à exercer des fonctions de directeur des services médicaux à la mairie de Brazzaville.

Tout le personnel infirmier et administratif avait été recruté par mes soins, et je suis heureux d'en retrouver près de 20 après, ces jeunes gens dévoués. Finalement, tous les bienfaits vous rattrapent.

Dès mon arrivée, le docteur Soussa Gadoua, muni de son oxymètre, confirma ma désaturation.

On me monta à l'étage. Je fus installé dans un lit de fortune. Je n'avais ni le temps, encore moins la force de me préoccuper de mon confort.

Le personnel infirmier s'activait autour de moi. Une voie veineuse fut prise pour m'apporter un peu de sérum salé, car j'étais déshydraté.

On me fit passer de la dexaméthasone en intraveineux. La ceftriaxone, une céphalosporine, beaucoup plus indiquée dans les infections à staphylocoque, fut également prescrite.

L'on débuta également une héparinothérapie en vue de la prévention d'une embolie pulmonaire.

Je n'avais pas la force pour échanger avec mes collègues sur la nature du traitement auquel j'étais soumis.

Le moment le plus important, c'est lorsque les infirmiers m'administrèrent de l'oxygène au masque à très haut débit, je crois que je recevais environ 15 litres d'oxygène pendant 15 minutes, avant de me faire de la nébulisation avec des corticoïdes et des bronchodilatateurs, ce dans l'optique de m'aider à mieux respirer. Après la séance de nébulisation, on m'administra à la lunette, en continue, 4 litres d'oxygène par minute.

J'étais épuisé et découragé. Je m'endormis. Je m'étais levé peut-être cinq fois pour aller uriner. Ces petits déplacements me provoquaient des palpitations insoutenables. Je n'entrevoyais pas une issue favorable. J'avais commencé à penser à la mort, tellement j'étais épuisé par cette bestiole, qui avait décidé d'en découdre avec moi. Il avait réussi à me dominer momentanément. Il voulait définitivement me punir. J'étais déjà ailleurs.

# Chapitre 4 :

## La descente aux enfers

Le 11 mars 2021, au jour 2 de mon hospitalisation. Je suis au plus mal. Toutes mes forces m'ont quitté. Je respire difficilement avec 4 litres d'oxygène par minute. Aucun médecin depuis mon admission n'est passé m'examiner ; ils sont peut-être débordés.

J'apprends que les primes allouées au personnel qui gère le covid-19 ne sont plus versées depuis 9 mois, et que le personnel infirmier est resté à mon chevet parce que je suis leur ancien directeur d'une part, et un patron de médecine du Congo d'autre part. A ce titre, il aurait été criminel qu'ils m'abandonnent.

Malgré ma souffrance, je leur témoignais ma reconnaissance. Plus les heures passaient, plus je m'enfonçais.

La diarrhée profuse s'y mêla. J'étais sale et seul dans ma galère. Je pensais à ma famille que j'allais abandonner. Tel était peut-être le projet de Dieu ; c'est à ses heures difficiles que l'on a réellement besoin du Tout-puissant.

Malgré les CPAP (continous positive airway pressure : une technique de ventilation non invasive qui assure le maintien d'une pression positive tout au long du cycle respiratoire, autorisant la superposition des variations habituelles de pression de la ventilation spontanée. La CPAP peut être réalisée avec un respirateur ou avec un dispositif appelé CPAP de Boussignac) et les différentes nébulisations, je ne m'améliorais pas sur le plan respiratoire. Je continuais à entretenir mon hypoxie.

Progressivement, je devenais inconscient. J'étais au bord de la mort. Je ne savais plus où j'étais. En définitive, j'étais perdu. J'étais en train de mourir.

*« La mort est un défi, la mort est un effort pour s'unir, les hommes sentant que le centre mystique leur échappe, ce qui est proche se retire, le ravissement s'évanouit, on est seul dans la mort, il y a une étreinte. »* (Anonyme)

Dans ma souffrance, mes sphincters avaient lâché. J'avais déféqué et uriné dans mon lit de malade, sans le savoir. Comme j'étais seul, j'étais resté pendant des heures dans cette saleté. Je me sentais abandonné par les miens. J'étais seul face à la mort. J'étais humilié et déshumanisé. C'était la déchéance.

C'était ma déchéance, moi qui me considérais comme un puissant à qui rien ne pouvait arriver. Pour la première fois de ma vie, je venais de perdre pied. J'avais peur de basculer de l'autre côté.

*« Plus l'homme acquiert de la puissance, plus il devient vulnérable. Ce qu'il doit le plus redouter, c'est un moment où, la création entièrement jugulée, il fêtera son triomphe apothéose fatale, victoire à laquelle il ne survivra pas. Le plus probable est qu'il disparaitra avant d'avoir réalisé toutes ses ambitions. Il est déjà si puissant que l'on se demande pourquoi il aspire à l'être davantage. Tant d'insatiabilité trahit une misère sans recours, une déchéance magistrale. »* (Cioran)

A un moment donné, comme dans un rêve, je me suis retrouvé à l'entrée d'un village qui m'était inconnu, où je revis tous les miens qui avaient quitté la terre des hommes. Je fus très ébranlé et en même temps surpris de revoir toutes ces personnes censées être décédées depuis très longtemps. Ce fut un moment spécial où la joie de revoir les siens se mêla à de la peur.

Tout le monde était vent debout. Ils portaient, tous, soit des battes de baseball, soit des pilons, soit des machettes.

Au milieu de tout ce monde extrêmement excité et manifestement antipathique, je vis un vieillard assis au milieu de cette foule, une canne sur les genoux en train de donner, avec autorité, des instructions. S'adressait-il à moi ? Je n'en saurai rien.

Ce monsieur à la barbe hirsute n'était personne d'autre que mon père décédé en 1966, pendant que j'étais enfant en bas âge. Pour dire vrai, je ne l'ai pas vraiment connu, et je garde par devers moi le seul souvenir où je le revois agonisant dans le service de pneumo-phtisiologie, au 3$^{ème}$ étage de l'Hôpital général. Je ne pourrai jamais oublier ce moment où je voyais ma mère en larmes, pensant à sa progéniture qui sera orpheline d'un moment à l'autre.

Je pris peur, car depuis qu'il est mort, je ne l'ai plus jamais vu en rêve. J'étais tétanisé. Je ne pouvais plus avancer. J'étais très apeuré.

Je me sentais piégé. Comment m'étais-je retrouvé dans cet environnement qui dégageait les effluves d'une violence insoupçonnée, un environnement me semble-t-il intolérant, n'acceptant aucun étranger comme moi en son sein ?

Plus le temps passait, plus ce monde me devenait hostile. Il était prêt à me faire la peau.

Je compris que j'étais un indésirable dans ce milieu fait de barbares, alors que j'avais besoin que l'on me fasse un peu de place, afin que je puisse me reposer, car je venais de loin et que le voyage m'avait épuisé.

Pendant que le doute s'installait en moi, je vis apparaitre au loin un groupe d'individus ayant à sa tête une dame de rouge vêtue, avec comme garde de corps un militaire habillé en treillis, portant un fusil d'assaut sur son épaule gauche.

Mon regard était brouillé, et cela m'empêcha de dévisager cette dame qui avait l'air téméraire.

Elle était manifestement la cheffe de tout ce monde qui l'accompagnait. Je l'entendis apostropher mon père en des termes insolents et virulents. Je compris que ce monde ne s'entendait pas sur beaucoup de choses, mais lesquelles précisément ? Je ne pourrai le savoir, car je ne connaissais pas leur mode de fonctionnement.

Je reconnus aussitôt le timbre de cette voix. Cela ne faisait aucun doute : il s'agissait de ma mère, décédée il y a quelques années. Son départ vers l'inconnu m'avait laissé inconsolable.

Je m'étais culpabilisé de ne pas avoir pu la sauver et la garder encore quelques années de plus, parmi nous.

Cette femme méritait encore de vivre, tellement qu'elle était bonne comme personne. Elle reprochait à mon père son indolence et le fait qu'il n'ait pas réussi à me chasser de ce village où je n'avais rien à faire.

Puis elle vint vers moi ; je retrouvai ce visage apaisé et serein.

Elle me dit : mon enfant, je suis ta maman. Je t'ordonne de retourner d'où tu viens immédiatement. Je ne veux pas te voir ici. Je t'ai confié des missions importantes dont aucune n'a été accomplie. Alors pourquoi fuis-tu tes responsabilités, alors que je t'ai nommé chef de famille ?

Je te demande mon enfant d'aller voir mon intendant qui te remettra un paquet que tu conserveras dans une chambre secrète. Je te parlerai régulièrement à travers ce paquet. J'avais la chair de poule. Réentendre ma mère me parler était émouvant. J'avais un drôle de sentiment. Comment repartir, alors que j'avais retrouvé mes parents, même si le climat m'était hostile.

Comment repartir et ne plus jamais les revoir ?

L'ordre me fut ainsi donné de quitter *illico presto* les lieux. Comment résister devant ces paroles faites d'autorité ? Le militaire, qui était censé assurer la sécurité de ma mère, pointa son arme sur moi et me dit brutalement : je vous accorde une minute pour quitter les lieux. J'obtempérai immédiatement sans broncher.

Soudainement, je sentis comme un nouveau souffle envahir mes poumons. Je retrouvais curieusement un peu de force, alors que, quelque temps auparavant, j'étais lessivé.

Je croyais sortir d'un rêve épouvantable. Etais-je en train d'halluciner ? Il m'est très difficile de répondre à cette question.

Faut-il croire aux forces de l'esprit ? Comment expliquer que je me mette à mieux respirer, alors que je suffoquais, il y a quelques heures. Y aurait-il une autre vie au-delà de celle que nous connaissons ?

Le combat incessant que je mène depuis l'éclosion du coronavirus aurait-t-il contribué à ce que toutes les victimes de ce virus se liguent et me demandent de ne pas baisser les bras, et continuer cette œuvre, car je défendais une cause noble ? Ils m'interdirent par conséquent de quitter la scène des hommes.

Comment ne pas penser à la mystique de la mort ? Soudainement, j'eus une pensée pour le président François Mitterrand qui évoquait à l'orée de sa mort, vers la fin de son second et dernier mandat, la problématique de quitter le monde physique pour se retrouver de l'autre côté de la vie, là où règnent des incertitudes.

Ses différents entretiens avec des hommes mystiques refont surface et me permettent de mieux comprendre certaines choses difficiles à expliquer. Plus que jamais, la mort ne m'effraierait plus, même si elle peut paraitre abjecte et fondamentalement injuste.

Desproges pour ne pas le citer a dit : *« le fait de trouver la mort injuste est déjà une réflexion mystique : on aimerait bien qu'il y ait une solution. Quand on pense que Dieu est la solution, on doit surement mieux vivre cette certitude-là. »*

Je pense sincèrement que nous ne mourons pas et qu'il y a une autre vie après que nous avons quitté cette terre physique des hommes. Avoir revu ma mère en très bonne santé, et à la tête d'un clan, m'a procuré beaucoup de joie.

Avoir revu mon père devenu très vieux et probablement immortel, me conféra un sentiment d'invulnérabilité. Ce fut un moment agréable, bizarre et exceptionnel. Décidément, la vie est impénétrable.

Manifestement, mon heure n'est pas encore arrivée pour quitter la terre des hommes.

Le 12 mars 2021, soit 3 jours après mon admission à Léyono, bien que faible, j'arrivais à m'exprimer et à revendiquer certaines choses qui pourraient m'aider à m'en sortir. Les forces me revinrent progressivement, cependant j'étais obligé de courir aux toilettes tout le temps, car j'avais une diarrhée qui ne s'arrêtait pas malgré les comprimés d'imodium que j'avalais régulièrement.

A chaque fois que je me rendais aux toilettes, mon cœur s'emballait et je devais produire un effort surhumain, pour ralentir ma fréquence cardiaque. J'avais toujours peur de rebasculer vers une détresse respiratoire, qui me pourrait être fatale.

J'étais très fatigué malgré un léger mieux. Je ne voyais toujours aucun médecin et je me posais des questions sur la nature de la médecine telle que nous l'exerçons aujourd'hui. Comme ils n'étaient pas payés, je ne voulais pas les accabler.

Je me contentais simplement de la présence des infirmiers qui passaient régulièrement pour mes séances de CPAP et de nébulisation. J'avais encore la chance de les avoir à mes côtés.

Je pris conscience que j'avais failli passer à la trappe. Je réalisais l'éventualité de laisser dans le désarroi mon épouse et mes enfants. Je me suis rendu compte que tous mes papiers administratifs ne sont pas en ordre, et que mon épouse aurait eu beaucoup de mal à débroussailler tous ces documents exigibles pour toucher la pension. Tout cela trottait dans ma tête.

Il me fallait donc rebondir pour prendre le dessus sur ce petit virus malveillant et impoli, qui venait de me manquer de respect. Je pris subitement autorité sur lui. Je décidais en me positivant que, pour rien au monde, je ne me laisserai plus faire par cette minable bestiole. Je me devrais absolument de la dominer. Il me fallait remonter la pente pour recouvrer une vie normale. Etais-je dans l'illusion ? Le combat s'annonçait rude. Je respirais de mieux en mieux, et je décidai de me sevrer de l'oxygène.

Tout ce qui me dérangeait, c'était cette diarrhée profuse qui me faisait perdre des électrolytes que j'arrivais à compenser grâce aux perfusions qu'on m'administrait.

Le jour de mon admission, plusieurs prélèvements sanguins avaient été effectués. Trois jours plus tard, je n'avais toujours pas accès aux résultats. Etonnant !

Cinq heures après m'être sevré de l'oxygène, je constatais avec un léger bonheur, bien qu'ayant encore la peur au ventre, que je ne désaturais plus.

J'étais obsédé par la désaturation au point où j'avais fait de mon oxymètre mon compagnon.

Ce colosse, que je suis, qui soigne les pathologies graves et qui ramène les autres à la vie, n'est qu'un être humain fragile comme le commun des mortels. J'avais vécu ma déchéance comme une humiliation. C'est un rappel à l'humilité.

La vie, telle que je la concevais avant de connaitre ma déchéance, a forcément changé. Après m'être rendu compte qu'il y a peut-être une autre vie après la mort, entrevoir cette éventualité me rend perplexe et très interrogateur. Serais-je devenu parano ? Il y a de quoi s'interroger.

Le 12 mars 2021, soit au jour 4 de mon hospitalisation, ma diarrhée avait commencé à s'amenuiser. J'arrivais difficilement à m'alimenter. Dès que j'avalais un peu de nourriture, j'étais pris de quinte de toux et le cœur s'emballait. J'avais peur de m'étrangler. Je continuais mon traitement tel qu'il avait été prescrit à mon admission.

J'avais eu des problèmes respiratoires majeurs, aucun médecin n'avait pris le soin de me prescrire un scanner thoracique pour apprécier l'état des lésions covid-19 induites au niveau de mes poumons. Les prises de sang, dont je devrais quotidiennement faire l'objet, n'avaient jamais été effectuées, par manque de laboratoire.

Je suis un médecin interniste, j'ai un regard holistique de la médecine et face à ce dénuement que vivaient mes collègues, je m'étais résolu à ne plus penser qu'à moi. Pour ce faire, je me motivais en permanence, afin que je reprenne assez rapidement des forces pour quitter ce capharnaüm médical.

Toujours aucun médecin à l'horizon. J'avais, de temps en temps, droit à un coup de fil d'un médecin pour s'assurer que j'avais passé une bonne nuit. Je ne m'en plaignais plus, car je m'en étais accommodé.

J'ai eu l'impression de vivre une médecine en pleine régression et qui s'infirmiéralise. Cela est extrêmement préoccupant pendant que le monde médical est entré dans une mutation profonde, l'intelligence artificielle aidant. Ce que j'observais à Léyono était tout, sauf la médecine.

Je serais injuste de m'en prendre à ces collègues qui avaient eu la gentillesse de m'installer dans un lit, et de me permettre d'accéder à l'oxygène. S'ils n'avaient pas réajusté mon traitement, je ne serais plus de ce monde aujourd'hui.

Je suis convaincu qu'ils sont victimes du système. Déjà, supporter de travailler sans être payés, alors que l'on expose régulièrement sa vie au covid-19, me parait relever d'un courage inconscient.

Cette bravoure insoupçonnée mérite d'être relevée pour que les Congolais s'en rendent compte et en prennent conscience. Ce personnel oublié par le gouvernement a toute mon affection et mérite tout mon respect.

Je me portais de mieux en mieux, la phase critique étant derrière moi. J'étais de plus en plus confiant, même si j'étais encore faible et manquant sérieusement d'équilibre. Je me demandais si après avoir eu toute cette diarrhée profuse associée à une énorme diurèse, je n'avais pas perdu beaucoup de potassium. Faute d'analyses biologiques, comme au Moyen-âge, je m'étais mis à consommer des bananes pour gagner un peu de potassium. Apparemment, cela m'avait aidé.

Le 13 mars 2021, soit 5 jours après mon admission, je recouvrais peu à peu mes moyens physiques. J'étais certes encore faible, mais j'arrivais à marcher sans peine. Je faisais des petits pas dans la chambre sans trop y forcer.

Il y avait un ballet incessant dans ma chambre J'arrivais à déceler derrière ces masques FP2 un sourire chez tel ou tel infirmier, alors qu'il y a quelques jours, ils étaient tous inquiets. Ils se demandaient si j'allais m'en sortir. Mon statut pesait énormément sur eux et c'est pour cela qu'ils n'avaient jamais baissé les bras. Des petites gens au grand cœur. Que serais-je devenu s'ils n'avaient pas été là pendant que les médecins étaient aux abonnés absents ?

J'ai toujours pensé que le personnel infirmier et les autres personnels paramédicaux sont des moteurs des services médico-chirurgicaux.

Dans mon service, non seulement je les valorise, mais je crée aussi des plages d'échange où nous pouvons communiquer pour nous saisir des problèmes privés des uns et des autres, auxquels, en ma qualité de manager, il me revient de proposer des pistes de solutions Quelquefois, j'y arrive au grand bonheur de tous.

Le personnel de Léyono est donc la pièce maitresse de la prise en charge des patients atteints du covid-19, qui atterrissent dans cette structure, retenue par le gouvernement pour venir en aide aux populations en difficultés face à cette maladie.

Ma voix hier quasiment éteinte s'éclaircissait doucement. Elle demeurait encore fluette, car je vins de loin. Il y a des petits bonheurs que nous ne comprenons pas.

Quand on est malade et en très grande difficulté, il arrive que l'on se mette à admirer même des chiens errants en bonne santé, c'est pour dire qu'il n'y a rien de plus précieux que la santé.

J'appréciais chaque instant où j'observais en moi une amélioration clinique. Je commençais à m'intéresser à mon environnement immédiat. Ma curiosité m'emmenait à poser des questions sur les autres malades, et sur ceux qui posaient de réels problèmes. Pendant que je luttais contre la mort, un autre patient aux comorbidités bien établies se battait lui aussi de son côté pour s'en sortir. Il était diabétique et légèrement insuffisant rénal. Son problème métabolique avait du mal à être jugulé et, pourtant, il le fallait, sinon, il risquait de développer une acidocétose et sombrer doucement dans un coma qui pourrait lui être fatal.

Pour contrôler sa glycémie, les infirmiers avec mon autorisation se servaient de mon appareil à glycémie. C'est hallucinant que ce centre de prise en charge des malades soit dans un dénuement aussi profond. Malgré mes propres difficultés, je me sentais le devoir d'aider ce compatriote en perdition.

Que pouvait-on réellement faire dès lors que nous ne disposions pas d'un laboratoire, qui nous permettrait de suivre en permanence l'évolution des paramètres biologiques ?

Comme cela s'est passé chez moi, aucun médecin n'était allé au chevet de ce patient, en dehors des internes en médecine, pendant leur garde.

Je m'étais oublié un moment, pour essayer d'aider ce cadre du ministère de la Santé qui était beaucoup plus jeune que moi.

*« La maladie délie la langue, la plus vulgaire comme la plus raffinée. On voudrait savoir si les autres souffrent*

*autant que nous. On parle aussi pour attirer la compassion. On entend parler des fautes effroyables commises dans le domaine de la médecine : de hasards catastrophiques, de défaillance des médecins, d'opérations ratées comme, par malédiction, d'incidents et, ainsi de suite... »* (Bernhard)

J'avais réussi à prendre définitivement le dessus sur ce coronavirus. J'allais de mieux en mieux. Ma voix était redevenue légèrement claire, cependant j'accusais encore quelques difficultés à marcher.

J'avais beaucoup maigri avec comme conséquence une fonte spectaculaire de ma masse musculaire.

J'avais demandé de bénéficier de l'assistance d'un kiné pour me remobiliser, malheureusement, le centre ne pouvait m'offrir cette prestation. J'étais obligé de me débrouiller seul. Ce n'est pas facile d'être soigné à Léyono.

Je réalisais que, depuis mon admission, les draps n'avaient pas été changés, car il n'y en avait pas d'autres. Ceux qui recouvraient mon lit étaient non seulement sales, mais aussi tachés de sang coagulé. La pièce qui m'avait accueilli était certes spacieuse et lumineuse, mais sale. Il n'y avait pas d'eau. Mes affaires étaient déposées sur un lit dépourvu de matelas. Les agents de la croix rouge passaient régulièrement pour un semblant de propreté. Tout cela est triste ; j'ai pitié de mon pays.

J'étais dans une misère indescriptible. Pour me permettre de mieux supporter mon hospitalisation, mon frère, le médecin, avait mis à ma disposition un poste téléviseur qui d'ailleurs n'a jamais été branché, les techniciens faisant défaut, et un petit réfrigérateur pour pouvoir conserver mes aliments.

Le 17 mars 2021, soit une semaine après mon admission, je me sentais autonome. Comme il n'y avait toujours aucun médecin à l'horizon, je demandais aux infirmiers d'arrêter les perfusions, la ceftriaxone, cet antibiotique qui avait été prescrit en association avec l'azithromycine pour accélérer ma guérison, et les corticoïdes.

Je ne voulais plus continuer à squatter cette pièce insalubre de Léyono. Je m'empressais d'appeler le docteur Soussa Gadoua pour obtenir de lui ma sortie, afin que j'aille poursuivre en isolement mon traitement. Il se montra réticent à l'idée de me voir quitter l'hôpital avant une semaine.

Quoi de plus aberrant que de m'imposer cet emprisonnement dans un milieu où il manque de tout, une structure où les médecins ne passent pas examiner leurs malades.

Je lui fis remarquer ma détermination de m'extirper de ce centre, surtout que, la nuit précédente, mon voisin par manque d'insuline, était en train de mourir. Je n'étais plus dans la disposition de passer une nuit de plus là-bas.

J'appelai les professeurs Biléckot et Elira pour leur faire part de mon indignation, tout en relevant les insuffisances de la prise en charge des patients dans ce centre qui, semble-t-il, a été rénové récemment. Ils me connaissent et ils n'ont pas besoin d'avoir un locataire aussi encombrant que moi, dans leurs locaux.

Ces deux professeurs de médecine me firent l'amitié de venir me voir dans l'après-midi. Après s'être concertés avec le docteur Soussa Gadoua, ils décidèrent de me libérer.

Je quittai l'hôpital aux environs de 21 heures, laissant dans la galère mon jeune voisin qui continuait d'agoniser.

Il est très difficile de traduire le bonheur que l'on éprouve après avoir échappé à une mort programmée, et surtout retrouver les siens.

Dans tous les cas, j'ai eu beaucoup de chance.

Je suis heureux de vite retrouver mon écosystème qui me procure beaucoup de joie, et où j'ai à ma portée tout ce dont j'ai besoin.

J'appelai ma femme pour l'informer de ma sortie de Léyono.

Elle était heureuse d'apprendre que le ressuscité, que je suis, avait rejoint ses appartements de Poto-Poto, notre havre de paix et de quiétude partagées.

Mes enfants étaient soulagés, car ce fut une période où ils désespéraient, craignant que le pire m'arrivât. J'étais soulagé de leur avoir soustrait définitivement cette angoisse. Bravo les gars pour votre soutien, car j'en avais vraiment besoin.

Le 18 mars 2021 au matin, je suis réveillé par le bruit des petits commerçants ambulants qui arpentent l'avenue de la paix, dès 5 heures du matin. Je suis heureux d'être revenu à la civilisation.

Soudainement, j'étais pris par un mouvement de tremblement qui avait duré environ une minute. Je ne réalisais pas que j'avais connu un passage à vide il y a quelques jours, lorsque j'étais tombé malade et sur le point de quitter ce monde.

Ma force de caractère, doublée d'autre chose dont je n'ai aucune maitrise, m'a ramené à la vie. Je savoure ces nouveaux instants comme un enfant à qui on vient d'offrir un cornet à glace.

Il est difficile de ressentir ce que je vis, après avoir frôlé la mort. Je ne souhaite à personne une telle expérience. Chers amis, profitez de tous ces instants que vous offre la vie, pour vous éclater, car notre vie ne tient que sur un fil.

Je suis étonné d'avoir retrouvé tous mes moyens aussi bien physiques qu'intellectuels. Pour meubler mon temps, je me suis mis à l'écriture.

Mon traitement du covid-19 a pris fin le 22 mars 2021 dans la matinée.

On m'a effectué un test covid-19 dans l'après-midi et les résultats sont attendus pour le 24 mars 2021 dans l'après-midi. Quoi qu'il en soit, je me sens guéri après avoir été victime de cette épouvantable blague.

Le 24 mars 2021 à midi, mon frère, le ministre, m'appela tout heureux pour m'annoncer que mon test covid-19 est négatif. J'étais heureux de l'apprendre. Je partageai la nouvelle autour de moi. Une amie m'envoya spontanément une bouteille de chivas. Dans la soirée, mon grand frère et ami, Léfouoba, entouré de sa cour, me rendit visite dans mon appartement où je vis depuis un moment en reclus. Notre retrouvaille fut émouvante. Par pudicité, il avait du mal à poser un regard sur moi. Il était perplexe et un peu perdu. Son frère que je suis ne l'avait pas quitté pour ses ancêtres, bien au contraire, il était revenu à la vie, après avoir pris tout son temps pour se moquer de la mort.

Après avoir bu notre scotch comme pour sceller nos retrouvailles, il me prit congé deux heures plus tard. Sa visite m'avait fait beaucoup de bien.

Tard dans la soirée, le professeur Moukassa, mon complice de tous les jours, que j'avais mis à l'abri de ma déchéance quand j'étais à Léyono, vint me voir à son tour. Encore un autre moment de bonheur. Décidément, il y a des hommes sur lesquels on peut compter dans la vie.

*« La véritable amitié ne comporte pas seulement l'estime, mais le respect ; il faut que l'on sente, jusque dans les épanchements de l'intimité, la présence et la dignité de la vertu. »* (Simon)

Le 25 mars 2021, je fis venir un jeune biologiste pour une prise de sang, afin qu'il étudie le degré de mon immunité.

Cela fut une très grande épreuve. Le ressuscité, que je suis, porte dorénavant un tout autre regard sur la société. Je suis devenu un autre homme.

Le monde est décidément très complexe. Plus rien ne peut dorénavant me surprendre, ni m'ébranler. En effet, pendant que j'étais entre la vie et la mort, j'appris, quelques jours après avoir quitté Léyono, que les cadres qui gravitent autour de la ministre de la Santé, une fois au courant de mon admission dans ce centre covid-19, jubilaient.

Ils auraient été heureux de me voir quitter cette terre des hommes.

L'homme qu'ils redoutent le plus, en raison de ses prises de position, était en train de quitter la scène. Cela devrait être un grand soulagement pour eux.

Comment une haine stupide, à mon endroit, peut conduire ces hommes à un manque d'humanité ? Je suis peut-être leur bête noire, mais je ne crois pas être leur ennemi ! J'ose espérer que cette équipe de branquignoles sera toujours en place pour continuer à développer ses funestes projets. J'espère que ces truands répondront un jour de leurs crimes devant la nation.

Le 21 mars 2021, on me fit parvenir une fiche technique alerte telle que libellée.

Elle a été adressée à madame la ministre de la santé et aux membres du comité technique de riposte au covid-19. Je vous en livre le contenu :

*Nous assistons actuellement à un nombre croissant bien que non excessif des cas symptomatiques liés à la covid-19. Il est souhaitable de ne pas croire à une 3ème vague explosive à la fin de ce mois de mars et début avril 2021 pour des raisons que nous connaissons.*

*Aussi, nous proposons à tous les membres, à toutes les commissions de se préparer à riposter à une éventuelle vague importante.*

*Surveillance épidémiologique renforcée ;*

*Dépistage ;*

*Sensibilisation sur le rappel des mesures-barrières et d'hygiène ;*

*Prise en charge en préparant les structures, les sites et les ressources humaines motivées nécessaires ;*

*Vaccination à entreprendre effectivement ;*

*Soutien logistique.*

*Bon week-end de vote dans le respect des mesures.*

*Fait à Brazzaville, le 20 mars 2021*

*Professeur A. Elira Dokékias*

Cette fiche ne peut qu'interpeller les hommes épris de bon sens. Comment un homme aussi intelligent qui a géré la prise en charge des patients covid-19, avant d'être relevé de ses fonctions, peut-il pondre un papier fait d'autant de contradictions. Comment peut-on rédiger une fiche aussi importante avec autant de légèreté ?

J'en suis d'autant surpris, car nous venions de vivre un énorme relâchement des mesures-barrières pendant la campagne présidentielle ! Sans être alarmiste, je crois craindre une petite hécatombe liée au covid-19.

J'espère que, si catastrophe il y a, elle sera limitée. Serions-nous devenus collectivement inconscients ? J'interpellais Alexis pour lui signifier ma désapprobation de façon fraternelle.

Nous devrions redevenir lucides et ne plus agir avec autant de désinvolture.

Nous sommes face à une épidémie non encore mondialement maitrisée, et nous avons une obligation d'humilité.

Le 25 mars 2021, on m'a effectué une prise de sang pour la recherche et la quantification des anticorps anti-covid. Ce test a révélé 4,8 Col d'IgM et 72,4 Col d'IgG. En définitive, ce test traduit mon immunisation face au covid-19. J'en suis heureux.

Le 26 mars 2021, pour témoigner ma reconnaissance envers le professeur Didier Raoult pour avoir proposé, aux pays du sud, un traitement salvateur, j'envoyai un courriel à madame Domingo Ivana, l'une de ses secrétaires, dont je vous livre le contenu :

*Bonjour madame. Je voudrais vous informer que j'ai été hospitalisé à Brazzaville pendant 7 jours, dont 2 sous oxygène. J'ai été traité par le protocole du professeur Didier Raoult. On a dû ajouter une céphalosporine, de la dexaméthasone et du zinc. J'ai, de plus, bénéficié des séances de nébulisation avec un bronchodilatateur associé à un corticoïde. En prévention d'une éventuelle embolie pulmonaire, j'ai reçu de l'héparine.*

*Mon traitement a duré 15 jours. J'ai refait un test covid-19, il y a 2 jours, qui s'est avéré négatif.*

*Je voudrais simplement témoigner de l'efficacité de l'association hydroxy-chloroquine et azithromycine.*

*Je vous prie de transmettre mes remerciements au professeur Didier Raoult, pour l'aide intellectuelle précieuse qu'il apporte à nos pays d'Afrique, car nous utilisons quasiment tous, son protocole.*

Je me suis senti le devoir de faire ce témoignage, car grâce au protocole du professeur Didier Raoult, j'ai eu la vie sauve.

La reconnaissance est le seul plaisir qui ne soit jamais mêlé de honte ou de regrets (de Ségur).

# Chapitre 5 :

## Le retour à la vie normale

Contrairement à certains compatriotes qui avaient succombé au coronavirus, j'avais eu beaucoup de chance en échappant à une mort quasi certaine. Je m'étais battu contre cette irrespectueuse bestiole. Cependant, j'éprouvais beaucoup de difficultés à recouvrer la santé. La fatigue était le symptôme qui me clouait 24 heures sur 24 dans mon fauteuil. Se lever pour aller à la toilette, ce geste simple et banal, était pour moi une épreuve difficile. Il me fallait une aide permanente pour accomplir des petits mouvements. La plupart des malades qui ont survécu à cette maladie accusaient à peu près la même chose. Je comprenais tous ceux qui accusaient une grande fatigabilité trois mois après avoir fait la forme grave de maladie comme ce fut mon cas. Pour surmonter cette épreuve, il fallait beaucoup de courage, d'abnégation et surtout de la volonté. Pour rien au monde, je n'accepterai que les symptômes résiduels aient raison de moi. Dans mon petit réduit d'appartement, engoncé dans mon fauteuil toute la journée, j'appréciais les aides multiformes qui provenaient de mes relations. Il en fallait sinon je ne m'en sortirais pas. La présence de beaucoup de monde autour de moi me redonnait de l'espoir. Tous ces encouragements qui me venaient de partout me faisaient beaucoup de bien. Cependant, l'absence de mes proches m'affectait beaucoup. Mon épouse et mes enfants n'arrêtaient pas de m'appeler. Sur leur insistance, je pris un billet d'avion pour la Belgique. Quelques jours plus tard, je foulai le sol belge. A mon arrivée, je ne mis pas beaucoup de temps avant d'apercevoir au loin mon épouse qui manifestement voulait me revoir. Le spectacle que je lui offris l'avait profondément attristée. Visiblement, avec une démarche chancelante derrière mon chariot sur lequel il n'y avait qu'un seul bagage, je dégageais de la pitié. Le regard mélancolique de mon époux résumait, à lui tout seul, ma déchéance. L'homme qui avait toujours affiché une santé de fer n'était plus que l'ombre de lui-même. Je devrais admettre que j'étais aussi fragile que quiconque. C'est dans ces moments que l'on apprécie la valeur réelle de l'état de santé. Sans attendre longtemps, nous nous engouffrâmes dans sa voiture en direction d'Eghezée, chez nous, une petite banlieue de la région namuroise. Durant le trajet, le silence était pesant. Je compris que mon épouse prenait la tension de mon état de santé. Ma maigreur était parlante. La route parut plus longue que d'habitude. Arrivés à la maison ce matin très tôt de dimanche, les enfants étaient encore dans leurs lits et pour rien au monde je les aurais tirés de leurs lits.

A ma faiblesse physique s'ajoutait la fatigue du voyage, car en effet, en choisissant de voyager par un avion d'Ethiopian Air Lines, je devrais supporter l'escale d'Addis Abebba. Aussitôt pour rassurer les miens, j'entrais dans une longue narration pour livrer à ma famille tous les détails consécutifs à ma misère lorsque j'ai été hospitalisé à la clinique Léyono. Tout le monde m'écoutait attentivement, d'aucuns hochant la tête par moment comme pour me témoigner leur empathie. Ce récit avait duré près d'une heure et il fut interrompu par un long coup de fil que je venais de recevoir. Physiquement, j'étais épuisé. Je me devais à tout prix relever le défi et recouvrer ma santé. J'avais le soutien de ma famille qui ne fit aucunement l'économie des encouragements. Comme ma masse musculaire avait fondu, je me suis mis progressivement au sport. Mon épouse passa la commande de quelques machines de fitness, afin que je fasse le sport à la maison. Cet environnement familial m'était bénéfique. En moins de deux semaines, j'avais quasiment récupérer mon poids d'avant-covid-19. J'observais avec émerveillement ma musculation. Finalement, le covid-19 n'était plus qu'un lointain souvenir. Je mis à profit cette période de convalescence pour décortiquer la littérature liée au coronavirus. Beaucoup d'efforts avaient été réalisés dans la compréhension de cette maladie. Après avoir été longtemps commentateur de tout ce qui se gravitait autour du coronavirus, j'avais hélas été contaminé par cette bestiole irrespectueuse. Cela me conférait davantage de légitimité pour parler de cette pathologie complexe et mystérieuse à la fois. J'avais compris que personne ne détenait toute la vérité. Pathologie certes grave surtout pour les gens de mon âge, j'avais appris en écoutant tous ces experts des plateaux de télévision, à ne pas tenir anxiogène à l'endroit de nos compatriotes. Je ne voulais appartenir ni au clan des alarmistes, ni au clan des rassuristes. Je voulais me situer tout simplement dans le clan des praticiens pragmatiques. Il me fallait éviter de faire miennes des thèses complotistes, voire conspirationnistes. Mon séjour post-covid-19 m'a été bénéfique au point d'entreprendre très rapidement un retour au pays. Mon regard depuis que j'avais frôlé la mort avait totalement changé. Je m'accrochais dorénavant à l'essentiel reléguant très loin tout ce qui me paraissait dérisoire. Il n'est pas possible de ne pas entrevoir la vie autrement après avoir contracté le covid-19. J'avais l'impression d'avoir reçu mission du Très-haut pour aider les autres en souffrance. Je m'investissais de plus en plus en soutenant tous mes copains qui contractaient le covid-19, car cette maladie vous isole du reste du monde, surtout lorsque l'on accuse des symptômes graves, où tous les gestes de la vie quotidienne deviennent difficiles à exécuter.

En définitive, le covid-19 m'a conféré une forme d'humilité qui ne peut être décryptée que par ceux qui ont eu à présenter cette maladie. Une fois de retour au pays, je repris assez rapidement mes activités hospitalo-universitaires. Mon personnel était curieux et heureux de me revoir surtout que pendant mon absence beaucoup de personnes que je connaissais étaient décédées de covid-19. J'apparaissais à leurs yeux comme un ressuscité et ils avaient raison de le penser. Après avoir connu ce que j'avais vécu à la clinique Léyono, notamment tous ces dysfonctionnements dans le cadre de la prise en charge, je décidai d'activer notre projet de la Polyclinique internationale de Brazzaville, où je m'étais juré de faire la médecine autrement.

La gestion du covid-19 n'avait pas connu d'amélioration. Les centres de prise en charge demeuraient exsangues de moyens. Les maux que j'avais déplorés à Léyono s'étaient même aggravés. Selon mes informations, le centre de Mfilou aurait été fermé. A Brazzaville, il ne restait que la clinique municipale et le Chu pour les soins. Comme hier, il n'était toujours pas possible de faire des analyses biologiques et le scanner thoracique. Cela ressemblait à la désinvolture, pire à l'abandon de nos compatriotes par des responsables chargés de la gestion du covid-19. Pendant que je séjournais à Léyono, le Congo était en pleine campagne présidentielle. Comme plus personne ne respectait les mesures-barrières, j'avais craint une augmentation de l'incidence des cas covid-19. Mon inquiétude, fort heureusement, avait été dissipée, car le nombre de personnes contaminées au coronavirus n'avait pas connu une croissance exponentielle. Une fois de plus, le miracle s'était produit, Dieu nous ayant épargnés de l'hécatombe. L'insouciance de la population face au covid-19 corroborait la panne communicationnelle ; cela m'effrayait énormément. Avais-je tort d'être inquiet sans être alarmiste ? L'histoire nous le dira.

# Chapitre 6 :

# J'accuse

Depuis l'apparition du coronavirus en Chine, à la fin de 2019, le monde a été ébranlé et ligoté, car cette bestiole, dont la mobilité a permis de traverser tous les océans, a pris en esclavage notre planète.

Entre février et mars 2020, tous les ayatollahs de la modélisation prédisaient la plus grosse hécatombe de tous les temps pour l'Afrique. Le temps a passé, contrairement aux prévisions, l'Afrique s'en sort mieux que d'autres continents avec de nombreux morts certes, mais comparés au monde, cela ne représente pas grand-chose. Le covid-19 est donc un réel et gravissime problème de santé publique.

Toutes les nations civilisées se mobilisèrent pour protéger leurs populations bien que cela soit rendu difficile par la volatilité de ce virus et la méconnaissance de son fonctionnement au moment de l'installation de la pandémie.

Plusieurs pays africains se sont mobilisés très tôt pour mettre en place des stratégies de lutte contre le covid-19.

Le Congo mon pays s'y est mis aussi quoique tardivement, alors que, dès le mois de janvier 2020, nous avions commencé à donner l'alerte. Il a fallu attendre mi-mars 2020 pour voir les lignes commencer à bouger. Un cadre de lutte national fut mis en place pour coordonner toute l'action du ministère de la Santé. Les acteurs furent identifiés et nommés par le gouvernement pour conduire la riposte contre ce fléau.

Pendant que tous les pays du monde se dotaient des conseils scientifiques, organes spécifiques chargés de conseiller les gouvernements, le Congo trainait les pieds. Il a fallu attendre encore un mois pour que soit constitué un conseil non scientifique, mais plutôt d'experts. Quelle hérésie ! Nous sommes face à une nouvelle maladie et naturellement personne n'est censé détenir une expertise en la matière. Cependant, les scientifiques forts de leurs compétences dans les domaines aussi variés peuvent réfléchir et proposer des pistes de solutions. Leur parole doit guider et orienter le politique. La parole politique doit être adossée sur la parole scientifique et non le contraire.

L'amateurisme des cadres du ministère de la Santé nous a conduits à gérer le covid-19 de façon dogmatique, la bêtise et l'incompétence ayant pris l'ascendant sur le rationnel et, *in fine*, personne n'est capable de proposer des solutions simples et efficaces.

Au lieu de se servir d'une très bonne communication assise sur une bonne pédagogie, par mimétisme stupide, nous passions tout notre temps à copier ce que font les Français, alors que nos écosystèmes sont totalement différents. Nos paradigmes sont également différents et cela, me semble-t-il, aurait peut-être échappé à nos dirigeants. Moralité, de bêtise en bêtise, le ministère de la Santé s'est emmuré stupidement, au point où la prise en charge des patients porteurs du covid-19 a été totalement inadaptée, ôtant au passage des chances de survie des malades contaminés par le coronavirus.

Face à ce que j'appelle une non-assistance involontaire à des patients en danger, j'accuse le ministère de la Santé d'avoir laissé les Congolais mourir du covid-19.

J'accuse le ministère de la Santé d'avoir laissé mourir le journaliste et écrivain Mfumu.

Voilà un patient qui s'est retrouvé dans un état d'asthénie insoutenable associée à une dyspnée, qui n'a pas pu très rapidement accédé aux soins auxquels il pouvait s'y attendre. Son état de santé s'aggravant, puisque, très rapidement, il va basculer dans un coma qui allait *crescendo*, personne n'a eu la lucidité de lui prescrire un scanner cérébral pour établir un diagnostic précis. Tout naturellement, face à cette démission collective, ceux qui avaient la mission de le protéger l'ont abandonné. Son état s'est davantage détérioré devant les yeux de ses enfants totalement désarmés et impuissants. Il va malheureusement décéder dans une souffrance indescriptible.

Le ministère de la Santé a manqué à ses obligations. Il s'est fourvoyé. Il est indirectement responsable du décès de Mfumu Fylla de Saint Eude.

Le départ de Mfumu nous a laissés inconsolables. Pour magnifier sa prodigiosité intellectuelle, son ami, Léfouoba, le célébra dans un texte qu'il a publié en date du 30 mars 2021 dans le journal *La Semaine Africaine* numéro 4044. Ce texte qu'il n'a pu lire dans la maison de Dieu le dimanche 21 février 2021 à l'occasion de la messe relative à l'érection de la pierre tombale de son ami Mfumu.

Avec la permission de l'auteur, je me fais le plaisir de le restituer intégralement, le voici :

*L'usage du temps est un art difficile à dompter, mesdames et messieurs, chers parents éplorés, mon ami, que j'avais surnommé Voltaire, avait su dompter son temps, il avait colonisé sa vie en s'imposant un horizon indépassable, celui du beau et du vrai, tels étaient les leviers de sa vie. Il cherchait régulièrement l'origine humaine de la niaiserie.*

*A lui seul, il était l'industrie du savoir et du savoir-faire. Il s'alimentait d'une jactance volontaire à l'endroit de certaines personnes pour les faire taire parce que réputées des hommes de peu.*

*Je ne dirai rien de ce qu'il était, car il s'était dévoilé lui-même à l'humanité comme un homme qui exprimait une faiblesse devant l'intelligence. En face de la philia (amitié chez les Grecs), il en était son incarnation et sa forme achevée. Devant le beau, il était sans voix.*

*Ne dites surtout pas qu'il était fier, il y avait en lui un mélange de jactance, d'orgueil et de fierté.*

*L'honneur était le palier essentiel de sa dignité, il ne pouvait laisser à personne le droit de lui manquer du respect pour quelques services de fait. Il avait des principes fonctionnels, ce qui semblait le présenter comme un être difficile.*

*Son écriture sécurisait, sa concision le rendait imbattable. Un jour, madame Ngouélondélé Ninele nous avouait que, pour lire Grand Beau, il fallait toujours avoir un dictionnaire.*

*Un homme confiné avant l'heure ; il était Kant pour sa discipline et sa rigueur intellectuelles.*

*Fondateur de la* Revue Histoire et Mémoire *dont il était le directeur, il considérait l'histoire comme lieu d'élaboration théorique du vécu humain.*

*Il s'en est allé en accomplissant, pour les deux Congo, ce qu'il savait le mieux faire dans le domaine de l'herméneutique de la chanson qui arrose la Rumba en qualité de président du comité scientifique.*

*Il a contribué à unir les élites des deux Congo. A Kinshasa, Mfumu est la référence dans le domaine de l'histoire de l'art musical, très respecté et adulé. Il était le pont intellectuel des deux villes siamoises : Brazza et Kin.*

*L'homme qui souffrait d'un seul complexe, celui de supériorité, ce qui l'éloignait de l'envie et de la jalousie, était l'altruisme même et non altruiste.*

*Nous étions des amis, mais je reste ami de nos souvenirs, les siens, il les a emportés et les miens sont dans vos regards.*

*A votre question, celle de Donald, de Nic et mère Pipa, comment ai-je pu être son ami ? Mfumu avait donné la réponse suivante à sa petite sœur : Mère Pipa : j'ai les qualités de Greg et Grégoire a les défauts de Mfumu.*

*Ne dites pas que c'était un saint, il était tout à la fois : un érudit, un colérique, imprévisible, mais surtout très, très fier.*

*C'était moi en grand format, c'est mon frère, sa maison était le lieu où on refaisait le monde et on inventait le nôtre.*

*Simplement, une abondance merveilleuse pour vous dire qu'il nous reste la jouissance fictive et raisonnée de notre souvenir, celui de Mfumu ?*

Y a-t-il meilleure célébration que celle de Léfouoba ? J'ai la faiblesse de dire non.

Comment ne pas accuser ce ministère de la Santé après qu'il a permis ce vide pour toujours autour de nous par la disparition de Mfumu ?

J'accuse le ministère de la Santé d'avoir abandonné Jo Nkoua, sans assistance médicale digne de ce nom.

Qui ne se souvient pas de ce compatriote en détresse respiratoire majeure, à qui on avait accroché au nez une lunette pour recevoir de l'oxygène, alors qu'on aurait dû l'intuber et le mettre sous respirateur, afin qu'il soit sédaté, le temps de le soigner et lui donner une chance d'en sortir. Je ne dis pas qu'on aurait pu nécessairement le tirer d'affaire, mais on aurait dû faire le maximum, car nous sommes des réparateurs de vies. Ce qui est vrai, c'est que l'on aurait dû le soigner. Là encore, le ministère de la Santé a manqué à ses obligations.

J'accuse le ministère de la Santé pour ne pas avoir prodigué des soins dignes de ce nom, à monsieur Mvoulaléa, une des premières victimes médiatiques du covid-19 au Chu de Brazzaville.

Qui ne se souvient pas de ce haut cadre de la république qui venait d'effectuer une mission en France, où il aurait contracté le coronavirus, qui l'envoya rapidement au CHU. Ce compatriote, comme les autres Congolais, n'a jamais bénéficié d'un traitement qui aurait pu le sauver.

Qui n'a pas regardé cette vidéo devenue virale sur la toile, montrant comment les pompes funèbres traitaient de façon sauvage et indigne la dépouille de ce compatriote devant le regard ébahi de sa fille ?

J'accuse le ministère de la Santé pour avoir laissé madame Bafouidi-Nsoni, mourir.

Comment expliquer qu'une femme enceinte en difficulté respiratoire soit victime de l'incohérence du circuit du malade covid-19 ?

Voilà une jeune dame enceinte et à terme, hospitalisée au Centre hospitalier de Makélékélé, qui se retrouve en difficulté respiratoire, pour laquelle son transfèrement à l'hôpital Blanche Gomès fut décidé. Quelques heures plus tard, sans que nous sachions pourquoi, elle atterrit à Léyono. D'aucuns pensent qu'elle aurait été transférée à Léyono pour une indication urgente de césarienne. Cette dame va malheureusement décéder le lendemain pour n'avoir pas été prise en charge.

Je crois savoir qu'une plainte a été déposée auprès du procureur de la république contre le ministère de la Santé. Le droit s'imposera certainement, afin de rendre justice à cette jeune dame, et permettre enfin à ses parents de faire le deuil.

Ce qu'a vécu madame Bafouidi-Nsoni n'est rien d'autre qu'un assassinat crapuleux. Serions-nous devenus des barbares ?

J'accuse le ministère de la Santé pour ne pas avoir permis au pharmacien Mavoungou de bénéficier d'un traitement digne de ce nom, alors qu'il était en détresse respiratoire.

Comment ne pas s'interroger face à ce qui peut s'apparenter à une grave négligence ?

Voilà un malade épuisé qui a. du mal à respirer, que l'on vient de conduire au Chu, plus précisément à l'unité covid-19. Avant de l'accueillir et lui donner un lit, il est resté plus de 5 heures dans le véhicule qui l'avait conduit à l'hôpital. Il désaturait et personne ne s'en était préoccupé. Il est mort le lendemain dans un tableau de détresse respiratoire. Il n'a jamais bénéficié des soins appropriés. Encore une non-assistance à personne en danger.

J'accuse le ministère de la Santé de ne pas donner les moyens aux médecins de Léyono qui avaient en charge monsieur Taty, un cadre du ministère de la Santé, un des leurs. Ce monsieur de 57 ans aux comorbidités avérées, dont un diabète déséquilibré, n'a pas été soigné.

Il était mon voisin de chambre et il m'était donné de prendre régulièrement de ses nouvelles. Pour contrôler sa glycémie, les infirmiers, avec mon autorisation, se servaient de mon glucomètre, ce petit appareil qui ne coûte pas cher.

Ses chiffres glycémiques étaient élevés. Il devrait donc bénéficier de l'insuline, afin d'être désucré. Il avait de l'insuline dans sa chambre, cependant, il lui manquait des seringues à insuline. Les infirmiers ont dû utiliser, après avoir vidé le produit, des seringues de Lovenox.

De qui se moque-t-on ? Je vis cela comme une agression personnelle. Ce compatriote qui n'a jamais reçu la visite d'un médecin, comme ce fut mon cas, sombra dans un coma, et décéda dans la nuit du 17 mars 2021. Je fus informé le lendemain par le docteur Soussa Gadoua.

Si ce décès n'est pas une non-assistance à malade en danger, je vous prie de proposer un autre qualificatif.

J'accuse le ministère de la Santé de ne pas avoir été à la hauteur de la prise en charge de maitre Quénum, bâtonnier et patron du barreau de Brazzaville. Il est mort deux jours après son admission, sans avoir eu les soins appropriés.

J'accuse le ministère de la Santé, de ne pas avoir donné les moyens nécessaires aux médecins de Léyono, pour sauver l'ancien ministre Ndouane. Mon indignation a fait réagir un collègue pharmacien qui m'a dit, je le cite : maitre Quénum était très mal barré, diabétique et hypertendu connu, circonstance aggravante, il souffrait, en plus, d'une maladie auto-immune pour laquelle il était sous corticothérapie au long cours. Ma réaction ne se fit pas attendre.

Je fis remarquer à mon copain que nous devons faire la médecine et cesser de baisser les bras. Nous sommes des soignants et non des spectateurs.

Le docteur Soussa-Gadoua, le patron du centre de prise en charge du centre Léyono, m'appela en date du 26 mars 2021 pour m'informer de la présence du ministre Ndouane dans sa structure. Il me dit être désarmé face à ce cas, car ce patient désaturait beaucoup.

L'indication d'une intubation était posée. Malheureusement, il ne pouvait rien faire, car il n'avait pas le matériel pour intuber le malade. Il avait dû simplement le sédater tout en continuant de lui apporter l'oxygène à haut débit. Ce confrère était en larmes, car il était totalement désarmé. Je mesurais sa détresse et sa peine. Comment ne pas partager sa souffrance ?

J'ai séjourné dans cette maison, je peux donc comprendre toute la détresse de ce confrère, totalement investi dans les soins de ses contemporains.

Enfin, j'accuse le ministère de la Santé pour tous ces morts que l'on aurait pu éviter, si ces malades avaient bénéficié des soins adéquats.

Comment ne pas accuser ce ministère après tout ce que j'ai vécu durant mon hospitalisation !

Le centre Léyono est une structure ordinaire de santé et non un centre moderne de prise en charge des malades du covid-19, tel que le vante la ministre de la Santé

Comment peut-on prendre en charge des patients qui ont souvent des comorbidités, et qui doivent voir leurs traitements ajustés en fonction de leur biologie, si la structure qui doit prendre en charge des malades ne dispose pas d'un laboratoire qui devrait fonctionner 24 heures sur 24. Nous sommes là face à un problème extrêmement grave, car cela peut obérer une prise en charge approximative, voire aléatoire des malades.

Je suis entré à Léyono en détresse respiratoire et jusqu'au moment où je quittais cette structure médicale, je n'avais jamais bénéficié d'un scanner pour évaluer l'état de mes poumons. Il n'est pas possible de réaliser des examens d'imagerie médicale à Léyono, alors que le scanner pulmonaire est un examen fondamental pour l'évaluation des lésions pulmonaires induites par le covid-19.

Le covid-19 est une maladie anxiogène. Les malades ont besoin d'être rassurés, afin qu'ils adhèrent pleinement au traitement. Ils ont pour ce faire besoin d'un soutien psychologique.

Durant mon séjour, une dame, qui se réclame comme étant psychologue clinicienne, est passée en coup de vent pour me dire bonjour, alors que nous aurions pu avoir un échange un peu plus approfondi, afin qu'elle puisse m'aider à lever mes inquiétudes et mes angoisses.

Mon immersion à la clinique Léyono m'a permis de vivre de très près toutes les insuffisances et tous les maux qui grèvent son fonctionnement.

On essaie de donner l'illusion de soigner les malades, alors que les médecins ne les examinent pas. On fait tout, sauf soigner. Je fais l'effort de comprendre mes collègues qui non seulement sont sous-équipés, mais aussi abandonnés à eux-mêmes et sans primes.

Toute cette insouciance du ministère de la Santé me révulse. Je suis étonné que l'on ait fait beaucoup de bruit autour de Léyono par le ministère de la Santé, en nous faisant croire que des travaux de modernisation de cet hôpital avaient été réalisés. Je suis obligé de constater que les fonds alloués à l'amélioration des hôpitaux ont été très certainement détournés. L'heure des procès arrivera très certainement, et des gens devront répondre de leurs crimes.

# Chapitre 7 :

## Je propose

Il est facile de critiquer l'œuvre humaine, et souvent difficile de proposer des solutions.

Après avoir été le 1^er^ lanceur d'alerte du covid-19 dans mon pays, après avoir régulièrement participé au débat et contredit quelquefois les postures gouvernementales, après avoir observé tous les désordres et scandales qui entourent la prise en charge des patients covid-19 dans des centres retenus pour ce faire, après avoir échappé à une mort certaine consécutive à ma contamination par le coronavirus et enfin après avoir séjourné pendant une semaine à Léyono, il me parait urgent que nous revisitions ensemble notre politique de lutte contre le covid-19.

Je crois, comme je l'ai déclamé précédemment, avoir la légitimité nécessaire pour formuler quelques pistes de solutions.

Face à l'échec abyssal, constaté par tous les Congolais, de la grande commission de lutte contre le covid-19, il est impérieux de dissoudre ce comité d'experts et mettre en place une équipe restreinte faite d'hommes et de femmes, aux capacités scientifiques reconnues par leurs pairs.

Il faut se départir définitivement des connivences qui nous ont perdus.

Dans le nouveau comité scientifique, doivent se retrouver des infectiologues, des biologistes, des pneumologues, des pharmaciens, des hygiénistes, des réanimateurs, des épidémiologistes, des juristes, des psychologues, des sociologues et des philosophes.

Une quinzaine de personnes suffiront à conduire efficacement la riposte contre le covid-19. Toutes les structures départementales resteront inchangées.

La logistique continuera à être assurée par l'armée, et il faut s'assurer que nous ne soyons jamais en rupture d'intrants.

Les pharmacies des centres de prise en charge des malades doivent être approvisionnées tous les jours. Ceux qui se chargeront de la logistique devront être proactifs et anticipatifs.

La commission chargée des soins apportés aux patients devra proposer un circuit des malades simplifié, pour éviter les errements qu'a connus madame Bafouidi-Nsoni.

Il est plus qu'urgent de procéder à l'évaluation des centres retenus pour accueillir les patients atteints de covid-19. Il s'agit de la clinique Léyono, de l'hôpital sino-congolais de Mfilou et du Chu de Brazzaville, tout en espérant que les travaux entrepris à Pointe-Noire ont été exécutés.

Il faut s'assurer que l'argent qui avait été affecté à ces structures a été bien utilisé.

Concernant Léyono, pour y avoir séjourné, je peux confirmer qu'aucun travail de réfection n'a été effectué. Le moment venu, il faudra demander des comptes à tous ceux à qui mission avait été donnée de superviser ces différents travaux.

Il faut densifier le corps médical réquisitionné à la prise en charge des patients. On pourrait se servir de quelques jeunes médecins formés à Cuba, actuellement sans emploi, pour venir suppléer le nombre de médecins affectés à la lutte contre le covid-19.

Une petite formation de quelques semaines, suffira pour les rendre opérationnels. C'est une belle opportunité pour ces jeunes médecins d'entrer dans le bain.

Il est absolument impérieux que nous fassions de la médecine pour ne plus nous contenter des rapports que nous fournissent nos braves infirmiers pour ajuster les traitements.

Les médecins doivent être au lit du malade, afin d'exercer l'art de guérir. Il faut rappeler que les médecins ont une obligation de soins quel que soit l'état dans lequel se trouve le malade. S'y absoudre est une faute grave. Cela est une exigence pour réduire la létalité du covid-19.

Des réunions de concertation pluridisciplinaire doivent avoir lieu tous les jours entre les médecins affectés à tous les centres de traitement du covid-19, aussi bien de Brazzaville que de ceux de l'intérieur du pays.

Il faudra être souple dans les discussions pour éviter toutes les frustrations qui pourraient être générées par nos postures.

Le mandarinat dans ce contexte doit être combattu, voire banni. La confraternité et le partage doivent être une exigence.

Il est important que tout le monde se tienne au courant des dernières avancées scientifiques sur le covid-19. Pour ce faire, il nous faut obligatoirement nous abonner à des revues scientifiques, avec impact factor.

Il peut arriver que nous n'ayons pas le temps matériel pour nous documenter. Dans ce cas, il faut mobiliser, dans chaque centre, deux à trois jeunes médecins, qui feront régulièrement la lecture des principales revues scientifiques pour tenir informés leurs collègues sur les avancées de la recherche. C'est une obligation.

Au regard des chiffres épidémiologiques disponibles, actuellement au Congo, il est clairement établi que le covid-19 tue moins que les autres maladies non transmissibles. Cependant, l'anxiété qu'il induit nous oblige à développer et améliorer les soins.

Il faut mettre à contribution tous ceux qui veulent s'associer à la lutte, et surtout créer des mécanismes simples pour leur adhésion. Tout le combat qui doit être mené, c'est de faire en sorte que la plupart des malades puissent échapper à l'intubation, et cela est possible au regard des avancées thérapeutiques, quoiqu'encore mineures, mais tout de même significatives.

Il est capital que nous soyons au courant des avancées de la science pour que nous revisitions régulièrement nos prescriptions. Nous ne pourrons pas nous départir de la science.

Il est urgent que les autorités politiques se réapproprient le dossier des centres des traitements, et que de vrais travaux de réhabilitation et d'équipement soient entrepris sans délai.

Si l'on veut tendre vers la possibilité de guérir tout le monde, il faut que le diagnostic soit fait le plus tôt possible.

Il faut impérativement que les outils nécessaires, tels que les laboratoires d'analyses médicales et les appareils d'imagerie médicale, soient disponibles sur des lieux qui ont été retenus pour soigner les malades porteurs du covid-19, et cela est possible.

J'ai passé un séjour difficile à Léyono en raison d'une détresse respiratoire, j'ai été ahuri de ne pas avoir pu bénéficier d'une biologie de routine, encore moins d'un scanner, alors que mes poumons ont dû avoir des lésions qui malheureusement n'ont pas fait l'objet d'une mise au point diagnostique.

Comment peut-on expliquer cela, un an après que le gouvernement a engagé beaucoup d'argent pour lutter contre ce fléau ? Il nous faut donc sortir de cette pratique moyenâgeuse de la médecine.

Si je n'avais pas vécu personnellement ces dysfonctionnements, on croirait que j'affabule. Hélas, il s'agit là d'un constat factuel. Qu'à cela ne tienne, il faut avancer et apporter, sans attendre, des correctifs nécessaires.

Pour réussir à maitriser et à contenir cette épidémie, il faut mettre en place une véritable politique de dépistage de masse, et être capable de tracer et d'isoler les cas positifs.

Pour réussir cette opération, mission sera confiée à nos grands épidémiologistes qui ont été délibérément écartés par le ministère de la Santé. De plus, ils nous aideront à étudier de façon régulière le taux de reproduction du virus dans le pays, le fameux R0.

Ce sont eux qui étudieront la circulation du virus. Ils travailleront de commun accord avec les laboratoires pour s'assurer que le dépistage se fait selon la cadence arrêtée de commun accord. Les épidémiologistes sont le véritable moteur de la lutte.

Nos laboratoires assermentés doivent faire preuve de pragmatisme et d'ingéniosité. Ils doivent être plus que disponibles pour recevoir des prélèvements qui arriveront de partout.

Ils doivent tout faire pour que les résultats soient disponibles dans les deux jours, après la réception des prélèvements.

Il est clair que si ceux qui ont en charge l'animation des laboratoires n'ont pas le profil qu'il faut, les prélèvements pourraient s'entasser et nous n'aurons jamais les résultats dans les temps. Cela constituera un réel écueil pour la lutte contre le covid-19.

Il est important de travailler en régie en se faisant mutuellement confiance.

Les laboratoires, en mettant rapidement les résultats de dépistage à la disposition de l'équipe épidémiologique, permettront qu'une véritable politique d'isolement des personnes ayant contracté le coronavirus soit mise en œuvre.

Pour réussir l'isolement des cas positifs, il faut d'autorité réquisitionner certains hôtels en leur apportant des compensations financières, au prorata des chambres qu'ils mettront à la disposition du ministère de la Santé. L'effort de tous est requis.

Les populations doivent se sentir concernées par ce grave problème, et ce n'est que comme cela qu'elles pourront efficacement contribuer à la lutte contre cette épidémie. Pour améliorer le niveau de conscience des populations, afin qu'elles prennent toute leur place dans la lutte contre ce fléau, il faut opter pour une autre communication et se départir des discours anxiogènes qui sont, *in fine*, non contributifs.

Toute raison gardée, il faut délivrer un message positif, assorti d'une perspective de contention de l'épidémie. On ne gère pas une épidémie par la répression. La pédagogie doit remplacer la répression.

Sommes-nous obligés de porter des masques ? La réponse est oui, surtout dans des milieux clos. Par contre, au regard des études scientifiques récentes disponibles, il n'est pas obligatoire de porter le masque à l'extérieur.

En ce qui me concerne, tant que cela ne vous crée aucun désagrément, je vous conseille le port du masque également à l'extérieur.

Depuis quelques jours, nous avons reçu, dans le cadre de la solidarité mondiale, des vaccins. Devrait-on commencer à vacciner sans attendre ? Je n'ai pas de réponse personnelle à la question.

J'observe simplement que les Congolais dans leur majorité sont réticents, cela est d'autant plus renforcé par le fait que les populations ne font plus confiance à leurs dirigeants, et je peux le comprendre.

Rationnellement, je pense que la vaccination peut dans un premier temps être réservé à toutes les populations qui ont plus de 60 ans et celles qui ont plus de 50 ans, mais présentant des comorbidités. On pourrait étendre cette vaccination aux soignants, aux enseignants et aux agents de la force publique.

Il faudra exclure notre jeunesse de la vaccination, car il est établi que très peu de jeunes font la maladie, lorsqu'ils contractent le virus.

Il faudrait être attentif, car il n'est pas question de créer une morbidité inutile sur une population qui n'a aucun souci de santé.

Une grande réflexion concernant la vaccination au-delà de ma proposition, me parait souhaitable et nécessaire.

Nous sommes face à des vaccins dont le développement a été rapide, et nous n'avons pas suffisamment de recul. Il est donc fondamental qu'une grande cellule de pharmacovigilance soit mise en place, pour recueillir tous les effets secondaires inhérents à la vaccination. Pour cela, j'en appelle à la conscience de nos compatriotes qui joueront le rôle de gendarme dans la surveillance de tout ce qui se passera chez chacun d'entre nous qui aura été vacciné.

Depuis des lustres, les bantous ont un rapport particulier avec leurs morts. Il n'y a aucune mort qui n'ait pas de signification. L'idée selon laquelle il existe une vie après la mort est très ancrée en nous.

C'est pour cela que nous nous préoccupons plus de nos parents morts que de nos parents malades. C'est un paradoxe bantou incompréhensible.

Mourir du covid-19 n'est pas mourir d'Ebola. Autant les cadavres d'Ebola sont extrêmement contagieux, autant rien ne permet d'affirmer que les cadavres du covid-19 le sont autant. La littérature est pauvre à ce sujet.

Je propose qu'une équipe des légistes, biologistes, bio-pathologistes se mettent ensemble pour conduire une grande étude qui porterait sur la recherche du virus sur les cadavres du covid-19. Cela permettra aux uns et aux autres de tirer les enseignements les plus objectifs qui soient.

J'observe que depuis le moment où la science nous a permis de comprendre comment fonctionne ce virus, les cadavres du covid-19, qui étaient enterrés hier dans des bâches en plastique, à la va-vite, sans la présence des parents en Europe, bénéficient aujourd'hui d'un autre regard.

Il est vrai qu'il faut prendre des précautions et respecter les mesures-barrières pour ne pas faire n'importe quoi, et permettre à nos défunts de bénéficier des obsèques dignes de ce nom. On peut penser que nous pouvons nous donner un peu de temps, avant d'aller inhumer nos parents décédés, que de le faire de façon indigne et à la va-vite. Telle est ma vision. La science, en définitive, doit être au centre de nos prises de décision.

Il faut avoir l'humilité de dire que nous sommes face à un problème complexe, inédit, et que personne ne détient la solution miracle.

Plus que jamais, il faut exiger la collégialité, gage d'une réelle efficacité dans la prise en charge des patients symptomatiques porteurs de covid-19.

Je n'ai pas la prétention de proposer les meilleures solutions, j'essaie tout simplement de faire l'effort de vous soumettre mes modestes offres.

*« La prétention de remplir absolument seul toute une âme est une prétention déraisonnable, et la prétention de n'aimer soi-même qu'un seul homme, une idée dangereuse, stérile ou puérile. »* (Perreyve)

Je fais mienne cette citation de Frédéric Dard : *« je n'ai pas la prétention d'être l'homme intelligent qui traverse le monde sur la pointe des pieds, comme on passe à un gué un marécage ».*

## Chapitre 8 :

## Le rebond épidémique

Depuis le mois de juillet 2021, on observe à Brazzaville, tout comme à Pointe-Noire, un accroissement des cas de décès induits par le covid-19. Dans mon entourage, j'ai perdu quelques copains. Cette nouvelle vague est faite de symptômes vagues sans commune mesure avec ceux des variants alpha et anglais. Les signes sont très frustes avec une installation quasi brutale de troubles respiratoires. On me renseigne qu'à Léyono, comme au Chu, les lits sont saturés et que de nombreux de malades relèvent de l'oxygénothérapie. Chaque jour en arrivant au Chu, il y a un attroupement de personnes qui attendent le traitement par les services des pompes funèbres de leur parent décédé du coronavirus avant que l'on ne procède à son inhumation. Cette scène devenue quotidienne atteste qu'il y a un échappement de l'épidémie. Des personnes doublement vaccinées, soit par le vaccin chinois, soit par le vaccin russe contractent le covid-19 et en meurent après avoir développé la forme grave de la maladie. Le décès de quelques personnalités politiques rend visible cette épidémie. Il y a de quoi s'interroger sur la nature de cette maladie, alors que pendant les grands brassages de la population lors de la campagne présidentielle, nous n'avions rien observé de particulier. Aux interrogations s'en ajoutent d'autres. Les doublement-vaccinés ont-ils développé une immunité suffisante face au coronavirus ? Ces vaccins que l'occident refuse de valider sont-ils réellement efficaces ? Ne devrions-nous pas tester un échantillon de ces doublement-vaccinés en leur demandant une sérologie pour apprécier le niveau de leurs anticorps ? Toutes ces questions que les Congolais se posent n'ont toujours pas été entendues par nos dirigeants. Il y a urgence à clarifier toutes ces zones d'ombre. Tout le monde nous parle du variant delta qui cause des dégâts. Avons-nous la certitude qu'il s'agit de ce variant ? Un autre variant serait-il à exclure ? Quel est le laboratoire qui fait le séquençage au Congo ? Certains membres de l'équipe de la riposte contre le covid-19 ayant requis l'anonymat nous informent de l'envoi de nos prélèvements à Kinshasa pour le séquençage. Comment peut-on expliquer que nous ne soyons pas capables au Congo de développer ces techniques plus de 15 mois après l'éclosion du covid-19 ? J'ai l'impression de regarder un très mauvais film. Le changement du gouvernement qui a vu l'arrivée d'un autre ministre au département, n'a-t-il pas créé un hiatus dans la riposte, car les Congolais, dès que l'occasion leur est donnée, n'hésitent pas à mettre en place des petits circuits mafieux qui saperaient les efforts du gouvernement, si efforts il y a.

Devant toute cette perplexité, malgré les appels répétés du gouvernement pour pousser la population à se faire vacciner, je ne sens pas l'engouement des Congolais à se rendre dans des centres de vaccination. Tant que l'on n'aura pas répondu aux différentes interrogations sus citées, j'ai bien peur que nous n'atteignions même pas 50 % de vaccinés. Chaque jour a son lot de morts. Les informations régulières que nous avons des différents sites de prise en charge du covid-19 nous renseignent que la situation risquerait d'être hors contrôle si les dispositions idoines ne sont pas mises en place. Il me semble que le comité national de la riposte serait débordé par la situation. Au Chu, le directeur général a pris la décision de mettre en place une nouvelle cellule de la riposte contre cette épidémie. Tous les matins, depuis quelques jours, nous nous retrouvons autour de lui pour faire le point sur les problèmes qui pourraient grever le fonctionnement de notre institution. Autour d'un groupe de jeunes médecins accompagnés des services de l'hygiène, de la pharmacie et de la maintenance, nous avions commencé à identifier les problèmes qui pourraient mettre la vie des patients en péril. Cette solidarité hospitalière va très probablement déboucher sur des avancées du point de vue de la prise en charge des patients. Il y a nécessité de tout remettre à plat pour proposer un autre algorithme de prise en charge des malades du covid-19. L'équipe mise en place par le directeur général et sous sa supervision s'est organisée en mettant en place plusieurs commissions :

- Commission oxygène : elle s'attelle à la problématique de l'oxygène depuis le fournisseur jusqu'à la dispensation au malade ;
- Commission laboratoire : elle devra nous produire les procédures tant du point de vue diagnostique que du suivi biologique des patients ;
- Commission traitement : elle est chargée de nous proposer un nouvel algorithme thérapeutique en se départissant de toutes ces contradictions des grands médecins sur des plateaux des chaines de télévision. Leur apport pèsera peut-être sur ce qui avait été décidé au plan national ;
- Commission hygiène : elle est chargée de nous protéger des éventuels clusters.

Je réalisais avec stupeur tous les tâtonnements autour de la riposte contre le covid-19 par le gouvernement. Comment peut-on expliquer que, près de 2 ans après l'éclosion de cette pandémie, une organisation digne de ce nom n'ait pu être mise en place ?

Tous les matins, sous la supervision du chef de l'établissement, nous nous retrouvions pour faire en une heure le point sur la situation du covid-19 au Chu. Nous relevions les dysfonctionnements de tous les maillons de la prise en charge, afin de donner un maximum de chance de guérison à nos compatriotes souvent en très grande difficulté respiratoire. Cette volonté de recadrer l'approche globale de la prise en charge nous conduira à proposer au gouvernent un nouveau management de la lutte contre le covid-19 au Congo. Pour y arriver, nous ne devrions que nous inspirer des résultats des grandes équipes à travers le monde, seul gage pour annihiler tous ces égos superflus de certains collègues qui ont trouvé à travers la gestion du covid-19 un endroit pour se faire du beurre. Pour la première fois depuis l'apparition de cette pandémie, les médecins du Chu se sentent valorisés, car il leur est permis, par la nouvelle équipe managériale de notre hôpital, de faire des propositions concrètes et efficaces pour le bien de nos patients. C'est un nouvel état d'esprit qui s'est installé au Chu. Le partage de l'information est devenu notre slogan. L'humilité veut que patrons de médecine, comme élèves, se mettent ensemble pour faire triompher le bon sens et peser sur l'échelon national. C'est à l'occasion que nous découvrîmes que le Chu est une maison profondément abimée. Le défi à relever peut sembler insurmontable, car tout est à refaire et l'urgence du covid-19 exige que nous ne parions qu'au plus pressé.

Les langues des uns et des autres en se déliant nous ont permis de savoir ce que l'on nous cachait en accusant toujours nos fournisseurs ou bien nos partenaires extérieurs. Le mal a été plus qu'identifié et il nous revient dorénavant en toute responsabilité de proposer des pistes pour commencer à régler des problèmes. Depuis des années, le personnel du Chu a perdu le sens de sa mission. Plusieurs facteurs y ont concouru.

Les réunions matinales, instaurées par le Directeur général du Chu, consacrées au covid-19 dans notre institution, nous apprennent que tous les centres de prise en charge des patients porteurs de cette pathologie sont sous tension. Pour alléger la charge des urgences et du service retenu pour abriter les patients covid-19, il a été demandé à chaque service de disposer d'au moins 6 lits consacrés à la prise en charge de ces patients. Il faut craindre que, avec l'inobservation des mesures-barrières et le faible taux de vaccination des personnels de santé, soient essaimés des clusters dans certains services médicaux. Ce risque n'est pas négligeable. Depuis un moment, l'utilisation des tests antigéniques rapides à l'hôpital nous aide à isoler rapidement des personnes considérées comme positives. Cela constitue un léger pas organisationnel. Le Chu a un grand souci lié à son incapacité à réaliser des tests PCR, alors que de petits centres le font.

Il est difficile de comprendre cette incongruité. Chaque jour qui passe, il y a de plus en plus de cas en détresse respiratoire avec un taux de létalité qui devient inquiétant. Il est absurde d'entendre çà et là que le covid-19 relève de l'imaginaire. Cette bestiole qui n'a aucun respect pour personne vient de frapper deux de mes amis. L'un est hospitalisé au Chu et l'autre à l'hôpital de base de Mfilou.

Tous les deux sont sous oxygène à des degrés différents. Dans le même temps, le patron du patronat congolais suffoque aussi dans les locaux de la zone orange, ce quartier réservé aux patients porteurs de covid-19 sans gravité. Cette situation difficile dans laquelle se trouvent mes deux amis m'interpelle et m'apeure. Pour avoir survécu au covid-19 et connaissant la réalité de la prise en charge thérapeutique des patients atteints de covid-19 dans notre hôpital, je suis inquiet. Quelques jours plus tard, mes inquiétudes se précisaient, car en effet mon ami hospitalisé au Chu accusait une sérieuse désaturation de son oxygène. Il allait de plus en plus mal jusqu'à décéder un dimanche. Je fus appelé, aux environs de 13 h, par son frère aine qui manifestement était en panique, car il n'avait pas reçu l'information concernant le décès de son frère. Il fallut que j'arrivasse au Chu pour constater réellement le décès qui remontait probablement aux premières heures de la matinée. Pour éviter les réactions irrationnelles de certaines familles, le personnel infirmier a pris l'habitude de ne pas informer aussitôt les familles en cas de décès, car ils doivent prendre les précautions nécessaires pour leur sécurité. Mon ami était mort manifestement en raison d'une insuffisante prise en charge. Comment ne pas se sentir concerné par cette gestion calamiteuse que l'on attribuerait aux politiques pour ne pas avoir mis en place une stratégie cohérente et efficace pour contenir ce fléau ? Pour éviter qu'il ne soit pas enterré à la va-vite, nous entrâmes en contact avec les services des pompes funèbres pour que son corps fût traité et entreposé à la morgue municipale. Mon influence accompagnée d'un peu d'argent pour les embaumeurs avait suffi pour contourner la législation, tel est le Congo, un pays où tout se monnaye. Le lendemain de son décès, appelé pour une urgence professionnelle, je m'envolais pour la France. Ce report avait permis à son unique enfant installé en région parisienne de faire le déplacement de Brazzaville, alors que son épouse était restée à Paris pour sa chimiothérapie. Mon ami fut inhumé quatre jours après son décès avec tous les honneurs dus à son rang social.

Durant mon séjour à Paris, j'ai régulièrement pris des nouvelles de cet autre ami qui séjournait dans un autre hôpital. Son état s'améliorait jour après jour. Il avait fini par recouvrer sa santé. A mon retour au pays contrairement à ce que fut mon cas où j'avais perdu beaucoup de poids, mon ami était plus alerte.

Il vaquait à ses occupations normalement, ne donnant pas l'impression d'un homme qui a failli quelques semaines auparavant faire le grand voyage en rejoignant la grande cohorte de ses ancêtres décédés. Dans notre hôpital, le climat se faisait lourd, étouffant, angoissant et surtout fait de beaucoup d'incertitudes. Je redoutais attraper de nouveau le covid-19 en raison de l'arrivée massive aux urgences des patients en détresse respiratoire qui, faute de place, étaient mélangés aux autres malades. Nous ne sommes pas étonnés d'apprendre quasi tout le temps la contamination des agents et personnels de santé affectés aux urgences. Nous assistions impuissants sans efficacement agir pour empêcher ce ballet des morts covid-19 induits. Il s'est imposé à nous tous, compte tenu de la gravité de la situation, la loi de l'omerta. Le laboratoire national de santé publique qui est notre référentiel accuse depuis un moment beaucoup de difficultés à rendre des résultats des tests Pcr dans les délais. Il n'est pas rare que ceux qui doivent voyager soient mis en difficulté à cause de cette carence. A cela, il faut ajouter des tests covid-19 jugés positifs, alors que dans le doute beaucoup de personnes ayant décidé de faire des tests antigéniques et Pcr dans d'autres laboratoires ont constaté que leurs résultats étaient négatifs. Comment ne pas se méfier de tout cela ? Quel crédit peut-on accorder à ce laboratoire qui devrait être notre fleuron ? Un ami personnel, victime de cet égarement diagnostique, a manqué de prendre son vol sur Air France en raison d'un test Pcr positif, alors que les résultats ont été négatifs dans deux autres laboratoires. Il a non seulement perdu ses rendez-vous auprès de ses médecins parisiens, mais aussi perdu son billet et le déposit non remboursable qu'il a eu à faire dans un hôtel. De nombreux cas de ce genre sont régulièrement rapportés. Saisi de ce problème, le ministre de la Santé et de la Population s'emploie à y apporter rapidement des solutions. Pour ce faire, il n'hésite pas à consulter d'autres sachants que ceux qui gèrent la riposte contre cette épidémie. A ce désordre organisationnel, relatif aux tests de dépistage, s'ajoutent les décès imputables à la mauvaise prise en charge des malades du covid-19. En effet, j'observais avec tristesse que nous ne pratiquions plus la médecine. Très peu de médecins et infirmiers étaient affectés dans les zones oranges et rouges. Les médicaments censés être à la disposition des malades manquaient. Certaines familles étaient obligées de les acheter, soit en pharmacie, soit auprès des infirmières qui manifestement avaient mis en place un circuit parallèle de vente illicite de médicaments. Ce commerce abject prospérait au vu et au su de tout le monde. Le covid-19 avait fait mousser des idées malveillantes, rendant certains soignants insensibles à la douleur et à la peine des familles impactées par cette maladie. Un problème d'une extrême gravité me préoccupait.

En effet, j'avais constaté que certains malades étaient sevrés en oxygène, alors qu'ils en avaient encore grandement besoin. Manifestement, notre capacité en apport d'oxygène était faible. J'étais certainement le dernier à le savoir. Comment peut-on justifier une telle incurie, alors que le gouvernement de la république a mis suffisamment d'argent à la disposition du ministère de la Santé et de la population pour venir en aide à nos compatriotes ?

Qui prendrait le risque de dire aux populations que nos malades décédaient parce qu'il leur manquait de l'oxygène ? La nécessité de reconsidérer toute la prise en charge des patients devenait plus que jamais une évidence. Malheureusement, rien ne fut entrepris, bien au contraire, je vis se mettre en place des slogans comme pour endormir le peuple. Tous les politiques n'avaient plus qu'un seul mot à la bouche : la vaccination. Chacun y allait de son commentaire.

Cette vaccination tant prônée par les autorités ne bénéficie pas de l'assentiment des populations. Nombreux de Congolais y sont rétifs. Les gens s'approprient toutes les thèses complotistes qui circulent sur la toile, incitant ainsi les gens dans la grande majorité à ne pas se faire vacciner. Leur discours a pour soubassement les multiples décès des personnes doublement vaccinées dont les plus emblématiques sont deux hommes politiques de premier plan : messieurs Clément Mouamba (ancien Premier ministre) et Christophe Moukouéké (ancien ministre). A cette liste, il faut ajouter le Général Jim Niombéla, sans oublier tous ces anonymes qui sont également décédés, alors que vaccinés. Ces décès d'illustres enfants de la république ont mis à mal la vaccination. A cela, il faut ajouter tous ceux qui ont reçu les deux doses des vaccins chinois ou russes qui n'auraient semble-t-il pas développer des anticorps, leurs sérologies faisant foi. Toute cette pagaille associée à ces multiples décès rend illisibles les bienfaits de la vaccination.

# Chapitre 9 :

## Le délire collectif

Chaque jour, nous vivions des attroupements sous les arbres en regard du pavillon réservé aux patients atteints de cocid-19. D'aucuns attendaient les prescriptions des médecins, d'autres attendaient leurs dépouilles pour un enterrement sommaire. Depuis que la pandémie s'était installée au Congo, nous dénombrions un peu plus de cas qu'auparavant. En date du 18 octobre 2021, le journaliste Alphonse Ndongo, excédé par ce qu'il a vécu au Chu, s'est fondu d'un texte intitulé : *Coronavirus : pourquoi la courbe des décès et des cas de contamination remonte*. Afin de ne pas trahir l'esprit de son texte, avec la permission de l'auteur, je le reproduis intégralement :

*Une dizaine de morts au Chu-b des suites de coronavirus en quelques jours seulement, près d'une dizaine de médecins infectés, surpopulation des patients contaminés au coronavirus, la courbe des cas de contamination et de décès est ascendante 6 mois après l'euphorie des meetings de la présidentielle 2021. Pourquoi ? Explications.*

*Nous sommes débordés, lance d'un air désinvolte un jeune médecin urgentiste en service au Centre hospitalier universitaire de Brazzaville (Chu-b). A l'arrivée de notre mère, Françoise Ondongo, un brancardier, apparemment exténué, a dû se faire graisser la patte pour se montrer disponible. Le froufrou du billet de 10.000 fcfa l'a rendu plus disposé et tant dévoué pour trouver tout de suite un brancard, explique Mireille, ma sœur ainée. Le service des urgences est inondé de malades. Certains sont couchés à même le sol ; d'autres exhalent leur souffrance sur des rares chaises roulantes. En moins d'une semaine, l'hôpital a enregistré une dizaine de morts, lâche une bonne source hospitalière. Evidemment, le nombre de 222 décès communiqués officiellement est inexact. En ces temps où circule le variant Delta à Brazzaville et Pointe-Noire, selon le travail du séquencé du professeur Ntoumi, tel que révélé à l'occasion du webinaire sur le regard des comités d'éthique et des autorités nationales de réglementation d'Afrique centrale sur les stratégies nationales de vaccination contre le covid-19, auquel nous avons pris part, le corps médical en service aux urgences affronte le virus les mains nues. Les épis et autres matériels de protection se font rares. Aïe ! Conséquence : près d'une dizaine de médecins et infirmiers du Chu-b, dont une belle-sœur, viennent d'être contaminés au coronavirus. A cette allure, il faudrait que je ne vienne plus travailler, juste pour me mettre à l'abri, prévoit un médecin qui a requis l'anonymat.*

Des patients ayant des symptomes semblables à la pandémie à coronavirus sont entassés au triage ou envoyés dans d'autres services, faute de place dans la zone orange, confie, le visage plissé et inondé de sueur, un urgentiste. Est donc énorme le risque pour des patients souffrant d'autres pathologies de se faire infecter au coronavirus une fois admis au Chu-b. Le site dédié de l'hôpital municipal Albert Léyono à Brazzaville n'est pas en reste. Dans la fameuse zone orange, où était admise maman, la durée de délivrance des résultats du test Pcr est élastique, parfois plus d'une semaine (et souvent après le décès du patient, comme le cas de notre maman), les garde-malades, sans tenue de protection appropriée, y entrent et en ressortent comme dans une église. Le pire est le contact que ces derniers ont avec l'extérieur et la famille. Comment peut-on admettre des malades dans cette zone sur la base de la présomption, et non des résultats scientifiques ? Aussi paradoxal que cela puisse paraitre, le *jour de l'inhumation l'on nous a enveloppés dans des tenues de protection pour accéder à la salle où était couché le corps sans vie de maman. Pourquoi n'équipe-t-on pas le laboratoire du Chu-b en intrants, en ressources humaines pour effectuer rapidement des tests Pcr sur tous les cas suspects qui arrivent aux urgences ? A l'observation, la démobilisation du personnel chargé de la riposte, sans perdiems depuis des mois, et obligés de vivre grugés à la mamelle du corona-business version congolaise, est l'une des causes. Selon un professeur en médecine, il fallait bien s'y attendre, surtout après la présidentielle de 2021 au cours de laquelle des meetings politiques ont drainé beaucoup de monde, au mépris du respect des mesures-barrières pourtant édictées par les mêmes gouvernants animateurs des meetings. A cela, il faut ajouter les vieux schémas d'un comité scientifique animé par des vieux professeurs de médecine dépassés par les évènements, pas toujours branchés sur le monde et les TIC pour suivre l'évolution de la pandémie dans le monde ainsi que la riposte y relative.*

Lorsque je pris connaissance de ce texte largement commenté sur la toile, je me suis dit que si les influenceurs commencent à pondre des documents accusateurs sur la toile, des documents aux allures d'un réquisitoire, il nous faut vite bouger ; ma proximité avec le nouveau ministre me conférait la légitimité d'interpeler notre ministre de tutelle. Le professeur auquel Monsieur Alphonse Ndongo a fait allusion n'était personne d'autre que moi. Voici ce que j'écrivis au ministre :

*Ce récit me parait illustrer la vérité. Je crois qu'il nous faut inaugurer sans attendre la nouvelle unité covid-19 du Chu-b. Par ailleurs, il nous faut repenser toute la stratégie de la riposte contre le covid-19. Je n'ai jamais reçu de réponse à mon courrier. Il avait lu mon texte et compris mon inquiétude.*

Cette situation quoique préoccupante ne devrait nullement créer de l'angoisse au sein des populations qui d'ailleurs n'observaient plus des mesures-barrières. Comme cela se passe dans la plupart des pays, la manipulation et le mensonge régnaient en maitres. Apeurés, les populations et les hommes politiques s'adonnaient à des commentaires les plus farfelues. Nous vivions une forme d'hystérie collective. Tous ceux qui avaient la charge de gérer la riposte s'enfonçaient un peu plus dans un amateurisme délirant. Les cerveaux des uns et des autres donnaient l'impression de ne plus travailler. La réflexion avait disparu. Les autorités sanitaires associées à d'autres politiques ont pris le pays en otage. On entendait ici et là des décisions incohérentes, voire stupides. Le 19 octobre 2021, comme si cela ne suffisait pas, le coordonnateur national technique de la riposte contre le covid-19 en rajoutait une couche en faisant état d'une situation épidémiologique alarmante. En date du 28 octobre 2021, interpellé par la flambée des cas covid-19, le gouvernement a décrété une opération coup de poing pour lutter contre ce fléau en 100 jours. Des nouvelles mesures furent prises. Il s'est agi de renforcer l'arsenal de lutte sur le terrain avec l'accentuation de la vaccination. Il a été prévu de vacciner 750.000 personnes. D'autres mesures retenues ont été les suivantes :

- Mobilisation sociale et communication sur les risques de la pandémie ;
- Equipement des laboratoires et des moyens de recherche ;
- Amélioration de la prise en charge des malades covid-19 ;
- Renforcement de la coordination des interventions et leadership ;
- Optimisation de la surveillance épidémiologique ;
- Renforcement du contrôle du respect des mesures de prévention contre la maladie à covid-19. Le gouvernement alla même beaucoup plus loin en interdisant aux populations de se rendre aux cimetières, le jour de la toussaint, afin d'éviter, semble-t-il, des contaminations massives.

Comment ne pas s'émouvoir devant ces mesures que l'on nous présente comme étant nouvelles. Sommes-nous devenus tous stupides par hérédité collective au point de ne plus être rationnels ?

Malgré la promotion de la vaccination par le gouvernement, on observe une réticence quasi-obsessionnelle des Congolais à se soumettre à la vaccination. Interpellé par un ami d'enfance sur la megestion de cette crise, je lui fis part de ma réflexion en ces termes :

*Il faut reconsidérer tout ce qui se fait aujourd'hui. Nous devrions rebâtir une vraie prévention axée sur la pédagogie, dépister et tester massivement, séquencer des nouveaux variants en mettant à contribution les laboratoires de Kinshasa.*

*Il faut mettre en place un circuit efficace de prise en charge des patients, car celui-ci est défaillant, mon passage à Léyono en tant que malade du covid-19 peut l'attester.*

*Il nous faut évaluer les vaccins administrés à nos concitoyens, en étudiant au hasard la sérologie dans une cohorte de 1000 personnes en répartissant dans 2 bras ceux qui ont doublement le vaccin sputnik et le vaccin sinopharm.*

*Il faut repenser la stratégie vaccinale en misant sur l'immunité collective pour laquelle nos enfants contribueraient significativement, car en se contaminant massivement sans développer la maladie, ils développent des anticorps protecteurs.*

*Il y a nécessité de mettre en place une cellule de veille scientifique qui permettrait au collège des experts de recueillir jour après jour des informations pertinentes sur cette pandémie à travers le monde. En gros, il faut faire de la science et de la propagande.*

*Enfin, se départir à confiner de nouveau le pays, car le précédent confinement, qui n'était en réalité qu'une mesure copiée-collée de la France, ne reposait sur aucune modélisation mathématique.*

Postée sur les réseaux sociaux, cette réflexion fit sortir de son hibernation Francine, cette dame de science qui avait séquencé le variant anglais du covid-19. Manifestement embarrassée par ma proposition d'utiliser les laboratoires de Kinshasa, elle me recadra en ces termes :

*Pourquoi compter sur les laboratoires de Kinshasa quand on n'arrive pas à envoyer des échantillons dans le laboratoire de la FCRM localisé juste à côté ? Soyons sérieux. Ne compliquons pas les choses. Nos résultats de séquençage peuvent être vus. Gisaid et vous serez surpris du classement de la FCRM. Je ne le mets pas par modestie. Nous sommes dans les 5 premiers en termes de performance sur le séquençage de SARS-COV-2.*

J'avais manifestement blessé Francine Ntoumi par ignorance. J'en étais confus. Il me fallait trouver des mots bienveillants pour lever cette équivoque. En ces ternes, je lui dis en substance ceci :

*Tous ceux qui peuvent contribuer à faire de la science sont attendus. Il te revient de faire la promotion du travail que tu fais. Il faut communiquer sans complexe sur ta production scientifique, car nous en avons bien besoin pour mieux organiser la lutte contre ce fléau.*

Je terminais en lui disant :

*Mutualisons nos forces et évitons de travailler en autarcie.*
J'avais ainsi réussi à rehausser la crédibilité de cette chercheuse.

Décidément, le covid-19 allait nous rendre tous fous. En effet, depuis un peu plus d'un mois, il est pratiqué sur tous les passagers venant de l'étranger un test covid-19 par Pcr. Comment pouvait-on exiger ce test aux passagers venant d'Europe, alors qu'ils détenaient par devers eux les résultats d'un test fait moins de 72 avant ? Tout cela avait une odeur d'arnaque. Derrière cette escroquerie, il y a des noms que nous identifierons un jour, même si j'ai mon idée là-dessus. Le coordonnateur de cette campagne à l'aéroport de Brazzaville est un ami. Il a été réquisitionné par les promoteurs de cette activité pour crédibiliser ces tests. Afin de comprendre réellement ce que tout cela cachait, je l'interpellai sur la philosophie de leur activité. Je l'avais enjoint d'aligner les coûts de leurs tests à ceux pratiqués au laboratoire national du Congo et au laboratoire FCRM de Francine Ntoumi. Il n'y avait aucune raison que le coût de leur test au départ fixé à 50.000 francs, puis revu à la baisse à 40.000 soit imposé aux voyageurs. Tout cela contribuait au désordre institutionnel et structurel. Nous devrions y mettre un terme si nous voulions lutter efficacement contre cette maladie. Manifestement, il manquait de leadership dans la gestion de cette pandémie. Echaudé par mon questionnement, sa contre-attaque fut fulgurante et sans équivoque. Je cite :

*Professeur tu m'étonnes et tu me surprends. Cela ne te ressemble pas. Il faut comparer les choses comparables et c'est du bon sens. Quelles sont les charges du laboratoire national ? Sa masse salariale est supportée par l'Etat congolais ; les réactifs et les appareils sont également achetés par ce même Etat. Le laboratoire national ne paye aucun loyer. En principe, le test Pcr devrait coûter un franc symbolique. Tu es maintenant responsable d'une structure privée et ton raisonnement me laisse perplexe.*

Devant l'incohérence de son argumentation, en substance, voici ce que je lui répondis :

*Nous sommes face à un problème majeur de santé publique, il n'est pas normal de se saisir de ce moment extrêmement difficile pour le pays pour chercher à faire des profits de quelque nature que ce soit. Si vous voulez participer à la lutte contre cette épidémie, vous avez la possibilité de vous faire accompagner par le gouvernement de la république.*

Sans désarmer, il revint à la charge en ces termes :

*En Afrique de l'ouest, la CDEAO a fixé le prix des tests Pcr à 25.000 francs CFA. C'est très simple, ton pays peut faire la même chose. Connais-tu le prix d'un réactif ? AERCO fait louer ses espaces et ne fait pas de philanthropie.*

Telle fut la conclusion de notre échange.

Le caractère obligatoire de la vaccination sans le consentement éclairé des populations et la restriction des libertés font de plus en plus réagir les Congolais. C'est ainsi que Didier Galebaye, un philosophe se saisit de sa plume pour adresser une lettre ouverte au Premier ministre pour attirer son attention sur la gestion de la riposte contre le covid-19 et sur toutes ces mesures vécues comme liberticides.

*L'absurdité des tests réalisés à tous les passagers en provenance de l'étranger à l'aéroport de Brazzaville heurte de plus en plus les Congolais.*

*Cette arnaque dans un pays évanescent décrédibilisé pour sa mauvaise gestion de l'épidémie ne révolte pas que les Congolais d'en bas, mais aussi ceux d'en haut. C'est ainsi que le 7 novembre 2021, une forte délégation en provenance de Paris s'est réclamée de la famille présidentielle et a refusé de se soumettre au test Pcr, sans pour autant que les agents de l'immigration et de la police aux frontières trouvent mot à dire. Ne sommes-nous pas dans un pays de passe-droit ?*

La réaction de Didier Galebaye fut diversement appréciée. Que peut-on reprocher à un citoyen qui interpelle le Premier ministre pour que le droit des Congolais soit respecté ! Il est regrettable que certains conseillers du chef de l'Etat s'en offusquent, évoquant une obligation du droit de réserve qu'il aurait dû observer en raison de ses fonctions de directeur de cabinet du représentant personnel du président de la république. Devrait-il être bâillonné et être interdit d'émettre une opinion, afin d'éclairer la lanterne du gouvernement ?

L'opération coup de poing décrétée par le gouvernement est belle pour sortir des milliards des caisses de l'Etat. D'autorité et sur une base non réfléchie, on décida d'affecter un peu plus de 4 milliards de francs Cfa pour lutter contre ce fléau. On a crânement oublié que le pays regorge des cadres ayant étudié l'économie de la santé. Ces hommes auraient pu faire sur la base de la science des vrais calculs pour aider le gouvernement à présenter un meilleur budget. Comment ne pas s'étonner de l'amateurisme de ce gouvernement qui jour après jour nous pond des textes coercitifs pour une infection qui à ce jour n'a pas fait plus de 500 morts ? Des mesures qui ressemblent atrocement à celles prises à travers le monde et qui mettent des populations dans la rue, vociférant leur colère. Très récemment, quasiment toutes les administrations publiques exigent le pass vaccinal à tous les fonctionnaires. Cette mesure autoritaire ne sera certainement pas suivie comme les précédentes. Dans un pays où les fonctionnaires ont perdu l'habitude de travailler, l'occasion est toute belle pour rester chez soi. Nous assistons à une hystérisation de la société par tous ceux qui sont impliqués dans la gestion de cette pandémie.

Chaque administration pour se donner bonne conscience annonce des mesures absurdes qui ne reposent sur aucun fondement scientifique. Il faut faire semblant de faire quelque chose pour montrer aux populations que l'on prend soin d'elles.

L'arrivée au département de la santé de monsieur Gilbert Mokoki a été saluée par nombreux d'entre nous. Comment va-t-il faire pour apporter des correctifs à ce grand désordre engendré par l'équipe précédente ? Loin de moi de traiter de façon inquisitoriale son prédécesseur, je crois qu'il y aurait beaucoup à dire si, par extraordinaire, on diligentait un audit de leur gestion du covid-19. Tous ceux qui, de près ou de loin, se sont épaissis physiquement en dilapidant les deniers mis à leur disposition pour gérer cette épidémie, courent le risque de se retrouver devant les tribunaux de la république. Tous les discours anxiogènes, entretenus par les uns et les autres, rendent inaudibles d'autres voix dissonantes. En définitive, aucun débat contradictoire n'est autorisé. Il faut s'aligner sur la doxa gouvernementale. Malgré ses différents errements, l'on peut observer la volonté du nouveau ministre de la Santé de faire bouger les lignes. Sa tâche ne sera pas aisée au regard du système mafieux savamment construit. Cette organisation aux allures criminelles n'a que faire des patients porteurs des formes graves de la maladie. Tout le monde se posait la question de savoir si le choix porté sur le nouveau locataire du département de la santé serait fructueux et par conséquent porteur d'espoir. Comment s'hasarder à répondre à cette question lorsque l'on sait que le système mafieux préalablement mis en place par l'équipe précédente avait érigé des codes impénétrables de fonctionnement. Ces individus comme des grands sorciers avançaient toujours masqués. Ils avaient juré de ne pas accompagner le nouveau ministre dans sa mission de relever la prise en charge du covid-19 au niveau national.

En bon officier général qui par le passé avait eu une formation aigue sur les renseignements militaires qui lui conférait un calme olympien et une froideur de concombre, intelligemment il consulta beaucoup de cadres de la santé pour se faire réellement une opinion sur la situation on ne plus dire catastrophique qu'il avait héritée de sa collègue appelée à un autre poste ministériel.

En ce qui me concerne, je fus appelé à le rejoindre un matin à l'une de ses résidences pour que nous échangions sur les questions non seulement de l'hôpital, mais aussi du covid-19. J'avais cru comprendre qu'il avait déjà échangé avec beaucoup de personnes du métier, car il avait un vocabulaire scientifique fort éloquent pour quelqu'un qui n'a jamais côtoyé les affaires liées à la santé humaine. J'étais subjugué non seulement par sa simplicité, mais surtout par sa grande capacité d'écoute. Comme un buvard, il absorbait tout ce que je mettais à sa disposition comme réflexions.

Notre entretien s'emballa quelque peu, lorsque parlant du Chu de Brazzaville, j'émis l'idée de fermer la structure, afin de la reconstruire aux nouvelles normes. Pour rappel, cet hôpital que j'avais réintégré en 1994 après ma spécialisation était dégradé. L'eau ne coulait plus dans les robinets depuis la fin des années 80. Je ne me souviens pas avoir vu une goutte d'eau sortir du lavabo qui se trouvait dans mon ancien bureau d'assistant hospitalier. Je n'ai jamais pu expliquer pourquoi nous n'avions pas été terrassés par ce péril sanitaire. Curieusement, nous n'accusions dans nos services hospitaliers que très peu d'infections nosocomiales. Encore un autre mystère africain. Au sortir de mon entretien avec le chef de notre département, je venais de comprendre que je venais plus d'échanger avec un grand frère qui prenait l'opinion de ses cadets, afin de mettre en place une autre politique de santé pour des résultats prometteurs. Cette marque de confiance deviendra le soubassement de mon attachement à lui. Plus que jamais, je militerai désormais à la réussite de son œuvre. Poto-Poto, notre cité de Brazzaville, abrite mes multiples amis qui sont en même temps les cousins du ministre. Cette proximité avec eux rend les choses beaucoup plus simples. Sans le vouloir, je m'incrustais peu à peu dans le cercle restreint de mon ministre. Dorénavant, je me considérais réellement comme l'un de ses petits frères. Plus le temps passait, plus je m'assignais clairement la mission de peser et faire changer les choses de l'intérieur. Aussi, m'empressais-je de lui suggérer des noms de certaines personnalités qui pourraient modifier la gestion des problèmes induits par la mauvaise gestion de l'équipe qui est en place depuis avril 2020. J'avais en effet identifié trois amis tous capés dans leur domaine. Sans véritablement rien attendre de l'effet que ma suggestion produirait, je fus appelé à la résidence secondaire du ministre un dimanche matin. Grande fut ma surprise, lorsque que je découvris sur les lieux deux de mes protégés. Je venais de réaliser que le ministre allait nommer les miens. Je jubilais sans le montrer. Je ressentais sur le moment un sentiment de plénitude. Le pestiféré d'hier que j'étais, longtemps vilipendé et ostracisé par l'ancienne ministre, venait de prendre une certaine revanche sur ces gens dont l'incompétence était avérée.

Les lignes de la gestion du covid-19 allaient manifestement bouger et je ne m'étais pas trompé. Ces cadres choisis et proposés par mes soins au nouveau chef de département, sans attendre une quelconque période d'observation, se mirent aussitôt au travail. Ce que nous suspections devenait une réalité. Une mafia s'était en effet constituée pour détourner les fonds alloués à la gestion du covid-19. Certains laboratoires non répertoriés avaient été mis à contribution pour faire des tests Pcr, sans que le chef de département le sache.

Des langues se mirent difficilement à se délier. A côté de cette incongruité, je me suis aperçu qu'il était organisé, pour tous les passagers qui passaient par nos deux principaux aéroports, des tests Pcr à leur entrée au Congo, quand bien même ils étaient détenteurs d'un test Pcr négatif fait en Europe ou dans un autre pays africain. Comment ne pas s'émouvoir d'une telle activité ? Chose surprenante, ce test coûtait deux fois plus cher que ceux réalisés au laboratoire national de mon pays. Il ne faut pas chercher à comprendre. Cette pratique est hélas chose courante dans mon pays. Tout le monde avait relevé ce désordre, mais il était incapable de le dénoncer. Les autorités par un exercice acrobatique justifiaient l'injustifiable. Derrière cette histoire se cachait une affaire de gros sous. Qui en était le récipiendaire ? Cette question demeure jusqu'à ce jour sans réponse. Une chose est certaine : l'argent généré par ces tests Pcr aux aéroports n'allait pas dans les caisses de l'Etat. Dans un marigot de caïmans, il faut savoir lever le pied et ne s'intéresser qu'à l'essentiel.

Plus les jours passaient, moins nous n'avions de cas de covid-19 graves. Il est vrai qu'il ne faut pas occulter les décès, mais ceux-ci pour la plupart étaient survenus chez des sujets à risque. Depuis janvier 2022, je ne connais aucune personne âgée de moins de 40 qui serait décédée du covid-19. Je pensais que le moment était donc venu pour que nous tenions un discours certes responsable, mais surtout moins anxiogène. Curieusement, cette idée ne semble pas effleurer nos compatriotes qui gèrent la task force. Notre légendaire copier-coller ne va-t-il pas nous perdre ? De toutes les façons, dans les principales villes, les habitants ne respectent quasiment plus les mesures-barrières.

Sans pouvoir en apporter la preuve, notre population au demeurant très jeune a eu à rencontrer le coronavirus sans faire la maladie et a par conséquent acquis une immunité collective. Très raisonnablement, il me semble que nous devrions lever toutes ces mesures restrictives qui à mon avis ne se justifient plus. Nous devrions tous admettre que le coronavirus fait désormais partie de notre famille et que nous sommes appelés tous à vivre avec lui.

Nos frères gestionnaires de la lutte contre le covid-19, depuis un moment, sont moins loquaces. En effet, depuis l'arrivée d'autres acteurs essentiellement au niveau du management du laboratoire, l'heure est au profil bas. L'arrogance qui naguère constituait leur ADN semble avoir été remplacée par l'humilité.

Tout cela est le fruit d'une redistribution des charges au sein de cette équipe qui d'ailleurs a pris conscience de la possibilité qu'a le ministre d'opérer des vérifications sur tous les actes que les uns et les autres ont eu à poser depuis l'éclosion de cette pandémie. L'affichage ostentatoire des biens par certains animateurs de la lutte contre le covid-19 laisse penser à des détournements massifs d'argent du contribuable. On lit sur leur visage la peur d'être interpelé par la justice un jour. En effet, ils avaient de quoi se faire des soucis, car en date du 8 février 2022, le ministre de la Santé et de la Population a prescrit une note circulaire numéro 0003/MSP/CAB.22 à l'attention des présidents des commissions départementales de la riposte contre le covid-19. Il est demandé à tous les présidents des commissions du comité technique et des commissions départementales de la riposte contre le covid-19 d'apprêter toutes les pièces justificatives des dépenses relatives aux paiements des primes et des frais de fonctionnement, ainsi que les listes actualisées des membres des commissions, au plus tard le 20 février2022, date de rigueur. Aussi, il est demandé à toutes les commissions de mettre à la disposition de la commission suivi et contrôle des ressources financières, les informations relatives à l'appui financier des partenaires dans le cadre de la riposte au covid-19. La commission suivi et contrôle des ressources est chargée de mettre en application les présentes instructions qui ne doivent souffrir d'aucune entorse.

Cette circulaire était attendue par des Congolais abusés par des pratiques honteuses des membres de ces différentes commissions censées nous protéger contre le coronavirus. Quoique salutaire, cette circulaire sera purement et simplement bafouée par ceux qui sont interpellés. Ils trouvèrent tous une parade au point où personne ne fut inquiété. Cette corruption abyssale gangrène hélas le Congo. Ce pays a perdu sa boussole et surtout son âme. L'impunité est dorénavant installée en nous sans que cela puisse interpeller qui que ce soit. Jour après jour, les cas de covid-19 sont de moins en moins signalés. Le monde entier semble être sorti de la pandémie. La survenue du variant omicron certes contagieux demeure cependant moins pathogène. Les taux de contamination dans certains pays occidentaux frôlent le million par jour sans pour autant causer la mort. Tous les pays en sont affectés. Les symptômes au Congo se limitent essentiellement en un petit rhume et quelquefois la fatigue.

Je suis persuadé que tous les Congolais ont été au contact du coronavirus. Sans pouvoir en apporter la preuve, nous pensons que nous avions connu notre immunité collective. Nous observons dorénavant un relâchement des mesures-barrières. Les Congolais ont l'impression d'avoir définitivement tourné la page. Le 28 février 2022, la Coordination nationale de gestion de la pandémie de covid-19 s'est réunie pour la 34ème fois. De cette réunion, on retiendra la levée définitive du couvre-feu dans les villes de Brazzaville et Pointe-Noire, la suppression des tests obligatoires à tous les passagers entrant au Congo, l'ouverture des frontières terrestres, fluviales et maritimes et surtout des discothèques, ce au grand bonheur des populations qui n'en pouvaient plus de ces mesures discriminatoires et liberticides. Cependant, le port du masque reste conseillé dans tous les milieux clos.

Le coronavirus, cette bestiole qui a failli m'emporter en mars 2021, venait enfin de tirer sa révérence, laissant derrière lui des déchirements dans toutes nos communautés.

# Conclusion

Conclure une triste épopée par quelques mots n'épuise pas la réflexion sur une tragédie qui a fait d'énormes victimes, plongé les communautés humaines dans l'angoisse, et qui a mis en déroute la communauté scientifique. Ceux qui ont suivi mon cheminement jusqu'ici ne seront pas surpris de constater que le témoignage que j'ai livré à travers ces pages participe de la volonté d'un praticien soucieux du devenir médical de son pays, d'apporter sa part de glaise sertie de vérité et d'objectivité à l'éclairage d'une problématique aussi sérieuse que le covid-19. Si mon but a été d'éveiller les consciences sur cette pandémie et sa prise en charge, je suis loin d'avoir épuisé tous les contours de cette maladie imprévisible. Je n'en suis encore qu'aux premiers balbutiements ; à chaque paragraphe que j'ai écrit, j'avais envie d'en ajouter d'autres. Le sujet est complexe, je dois l'avouer, les approches le sont autant. Et à me relire, je ne suis pas sûr d'avoir eu, dans ces pages, le ton qu'il fallait, ou les bons arguments pour dénoncer les mauvaises pratiques, ou les mots justes pour reconnaître les efforts entrepris par ceux dont le serment d'Hippocrate est chevillé au corps et à l'âme, ceux qui, malgré un environnement délétère, ont donné le meilleur d'eux-mêmes, épuisés eux aussi par la lourde charge qui leur incombait de s'occuper des patients de plus en plus nombreux, avec les moyens du bord. Découragés par la tardive et inadéquate réaction des pouvoirs publics en termes de riposte à la contamination, révulsés par des mesures impopulaires et le mercantilisme qui ont caractérisé la gestion de la pandémie, beaucoup d'entre nous ont voulu jeter l'éponge. Mais le devoir, contre vents et marées, nous a toujours appelés.

La pandémie a dévoilé ce qu'est notre système de santé. Elle nous a permis de voir sa fragilité et ses nombreuses insuffisances, ses tares même, qu'il nous faut corriger afin d'apporter le bien-être aux populations, et plus encore, de mieux se préparer aux crises du futur pour en limiter les impacts.

# Table des matières

Préface.............................................................................5

Introduction.......................................................................9

Chapitre 1 : Le covid-19 à Brazzaville, une curiosité......11

Chapitre 2 : Le café du savoir ..........................................27

Chapitre 3 : Ma contamination par le covid-19 ..............47

Chapitre 4 : La descente aux enfers ................................59

Chapitre 5 : Le retour à la vie normale ...........................79

Chapitre 6 : J'accuse .......................................................85

Chapitre 7 : Je propose.....................................................97

Chapitre 8 : Le rebond épidémique...............................107

Chapitre 9 : Le délire collectif .......................................117

Conclusion ......................................................................135

## Structures éditoriales du groupe L'Harmattan


**L'Harmattan Italie**
Via degli Artisti, 15
10124 Torino
harmattan.italia@gmail.com

**L'Harmattan Hongrie**
Kossuth l. u. 14-16.
1053 Budapest
harmattan@harmattan.hu

---

**L'Harmattan Sénégal**
10 VDN en face Mermoz
BP 45034 Dakar-Fann
senharmattan@gmail.com

**L'Harmattan Cameroun**
TSINGA/FECAFOOT
BP 11486 Yaoundé
inkoukam@gmail.com

**L'Harmattan Burkina Faso**
Achille Somé – tengnule@hotmail.fr

**L'Harmattan Guinée**
Almamya, rue KA 028 OKB Agency
BP 3470 Conakry
harmattanguinee@yahoo.fr

**L'Harmattan RDC**
185, avenue Nyangwe
Commune de Lingwala – Kinshasa
matangilamusadila@yahoo.fr

**L'Harmattan Congo**
219, avenue Nelson Mandela
BP 2874 Brazzaville
harmattan.congo@yahoo.fr

**L'Harmattan Mali**
ACI 2000 - Immeuble Mgr Jean Marie Cisse
Bureau 10
BP 145 Bamako-Mali
mali@harmattan.fr

**L'Harmattan Togo**
Djidjole – Lomé
Maison Amela
face EPP BATOME
ddamela@aol.com

**L'Harmattan Côte d'Ivoire**
Résidence Karl – Cité des Arts
Abidjan-Cocody
03 BP 1588 Abidjan
espace_harmattan.ci@hotmail.fr


---

## Nos librairies en France


**Librairie internationale**
16, rue des Écoles
75005 Paris
librairie.internationale@harmattan.fr
01 40 46 79 11
www.librairieharmattan.com

**Librairie des savoirs**
21, rue des Écoles
75005 Paris
librairie.sh@harmattan.fr
01 46 34 13 71
www.librairieharmattansh.com

**Librairie Le Lucernaire**
53, rue Notre-Dame-des-Champs
75006 Paris
librairie@lucernaire.fr
01 42 22 67 13

www.ingramcontent.com/pod-product-compliance
Lightning Source LLC
LaVergne TN
LVHW051351061026
849535LV00009B/3127
* 9 7 8 2 3 3 6 4 0 8 4 0 8 *